Iss g´scheit oder stirb dumm

Liebe Leserin, lieber Leser, ich
Buch in der „DU"-Form zu schr
ist auch für Sie in Ordnung.

Mein Ziel ist es, im Laufe der nächsten Jahre eine Internet-Plattform für eine zwanglose Kommunikation einzurichten, bei der Menschen jeden Alters Erfahrungen über Essen, Übergewicht und Krankheiten austauschen können.

Beim Thema Essen und Übergewicht, bei dem beinahe alle Menschen im „selben Boot sitzen", ist die distanzierende SIE-Form meist ein Hinderungsgrund, um voneinander wirklich profitieren zu können.

Für mich ist ein respektvoller Umgang in der DU-Form eine Selbstverständlichkeit. Wenn Sie bei Fragen oder in Emails die Sie-Form wählen, werde ich das respektieren und ebenfalls in der Sie-Form antworten.

Ich bitte im Sinne der besseren Lesbarkeit um Verständnis, dass auf die Geschlechterformulierung teilweise verzichtet wird. Selbstverständlich sind Frauen und Männer gleichermaßen angesprochen.

Autor: René Adamo, Salzburg, www.iss-gscheit.at
ISBN: 978-3-9504240-1-0
Karikaturen: Roland Widhalm, Salzburg
Covergestaltung: mplus graphic art studio, Salzburg

Inhaltsverzeichnis

Kapitel 1 12
Das Märchen vom Gesundheitssystem und der Gesundheitsversicherung

Kapitel 2 28
Keine Chance für die Schulmedizin bei ernährungsbedingten Krankheiten

Kapitel 3 48
Gesundheitsförderung & Ernährungsberatung für Unternehmer/innen & Mitarbeiter/innen

Kapitel 4 56
Das Selbstbewusstsein stärken und Dinge machen, die dich weiter bringen

Kapitel 5 73
Warum Diäten, F.d.H. und Kalorien zählen nicht funktionieren können

Kapitel 6 87
Wo das Leben beginnt, wo jede Krankheit beginnt, wo das Sterben beginnt

Kapitel 7 107
Gesund und munter mit Hausverstand, ohne Diät oder Verbote beim Essen

Kapitel 8 130
Die täglichen Ernährungsfallen erkennen und kluge Alternativen finden

Kapitel 9 145
Der Gewohnheitsfalle entkommen – was dich um 10 Jahre zu früh ins Grab bringt

Kapitel 10 157
Die Manipulation in den Medien & dumme TV Sendungen ignorieren

Kapitel 11 179
Wann Nahrungsergänzungsprodukte nichts bewirken können

Kapitel 12 184
Abnehmen mit mehr Sport?... der Unsinn bei der Übergewichtsbekämpfung

Kapitel 13 189
Tipps und Wiederholungen – nachdenken, bewusst machen und umdenken!

Kapitel 14 200
Urteile selbst, was für dich „g´scheit" ist - Bio muss nicht immer teurer sein

Vorwort

In Österreich und Deutschland sterben jeden Tag hunderte Menschen an Herzinfarkt, Schlaganfall, Gehirninfarkt, etc., weil sie nicht in der Lage waren, die verwirrenden Erkenntnisse der Ernährungswissenschaften und der Gesundheitsbehörden in der täglichen Praxis für sich selbst umzusetzen.

Der drastische Buchtitel soll für jene Menschen ein Weckruf sein, die bisher das Thema ernährungsbedingte Krankheiten und Übergewicht zu wenig beachten und sich darauf verlassen, dass allfällige Beschwerden dann vom Arzt oder von der Ärztin schon wieder gerichtet werden.

Die Realität zeigt uns aber, dass weder die Schulmedizin noch die Alternativmedizin etwas nachhaltig „richten" können, wenn die Krankheiten durch falsche Ernährung über einen langen Zeitraum entstanden sind.

Iss g´scheit oder stirb dumm beschreibt, wie die „Liebe zum Essen" in den letzten Jahrzehnten für viele Menschen unbemerkt zur tödlichen Falle geworden ist.

Auf Grund meiner eigenen Übergewichts- und Gesundheitsmisere bin ich der Frage auf den Grund gegangen, warum das große
- **Ernährungsdilemma,**
- **Übergewichtsdilemma und**
- **Gesundheitsdilemma**

besteht und welchen Ausweg es aus dieser Misere gibt.

Beinahe alle nationalen Statistiken der Gesundheitsbehörden kommen zu demselben Schluss:

rd. drei Viertel aller Krankheiten
haben eine ernährungsbedingte Ursache
&
zwei Drittel aller Todesfälle
sind auf Krankheiten zurück zu führen,
die eine ernährungsbedingte Ursache haben.

Das bedeutet, dass 3 von 4 Patienten in einer Arztpraxis darauf warten, dass Ihnen ihre Ärztin/ihr Arzt hilft, ihre ernährungsbedingte Krankheit aus der Welt zu schaffen
&
viele Menschen um Jahre früher sterben, weil sie durch **„dummes Essen"** ihr biologisches Ende beschleunigen.

Schaut man sich die Gesundheitsausgaben von Österreich an, sieht man, dass im Zeitraum von 1990 bis 2013 die Ausgaben für die Bekämpfung von Krankheiten von € 7,9 Milliarden auf € 24,8 Milliarden gestiegen sind; eine Steigerung von mehr als 300%.

Davon entfielen für die Prävention - die Gesundheitsvorsorge - im Jahr 1990 € 117 Millionen und im Jahr 2013 € 490 Millionen; das sind nun rd.
€ 9 Millionen pro Woche im Jahr 2013!

Nachdem sich die gesundheitliche Situation für die Menschen Jahr für Jahr verschlimmert hat, stellt sich nun die **Frage: „Wohin ist das Geld geflossen?"**

Diese Misserfolge zeigen, dass ein Nachdenken und Umdenken dringend erforderlich ist, wenn nicht die Vorhersagen von Wirtschaftsfachleuten eintreten sollen: „Das derzeitige Gesundheitssystem ist in naher Zukunft nicht mehr finanzierbar und wird uns um die Ohren fliegen!"

Sieht man sich die Aktivitäten der Medien und privaten Organisationen zur Gesundheitsvorsorge an wird deutlich, dass auch diese Aktionen bisher keine Trendumkehr bei diesem Dilemma erreichen konnten.

- Zeitungen und Zeitschriften berichten seitenfüllend über gesundes Essen, gesundes Kochen & Abnehmen.
- Jeder TV Kanal bringt laufend Koch-Shows in denen meist schwergewichtige Köchinnen und Köche über gesundes Essen berichten
- Tausende Bücher wurden zum Thema Ernährung geschrieben
- Hunderte Diäten sind gekommen und wieder verschwunden
- Unzählige Expertisen von Ernährungswissenschaftler/innen wurden veröffentlicht

Bei der Suche nach Antworten auf die Frage, wie diese katastrophale Situation entstehen konnte, wurde mir klar, dass das derzeitige Denken über Gesundheitssysteme **die größte Krankheit der Menschheit ist.**

Ich habe mir nachvollziehbare Fragen gestellt und schildere in diesem Buch, welche Antworten ich darauf gefunden habe, mit denen ich zu Fitness, Gesundheit und Normalgewicht gefunden habe.

Das Buch erinnert an ein paar unveränderbare Naturgesetze, die im Grunde jeder Mensch kennt, die aber im Laufe der Zeit durch unbewusste und auch gezielte mediale Beeinflussung in den Hintergrund getreten sind.

Eines dieser Gesetze ist, dass der Mensch nicht fit, schlank und gesund sein kann, wenn „Geist und Seele" krank sind.

Die Informationen in diesem Buch sind Anregungen für den Geist, mit denen es jedem Leser leichter fallen wird, seine Seele zu heilen. Im Besonderen geht es darum, das eigene, bisherige Denken zu hinterfragen.

Handle ich selbstbestimmt oder handle ich entsprechend den Empfehlungen der Werbung, der Behörden oder den Prägungen aus meiner Kindheit, die mir sagen, was für mich gut ist?

Das zu erkennen ist oftmals gar nicht einfach. Manche brauchen dazu professionelle Hilfe, viele schaffen es aber auch mit einfachem Hausverstandsdenken und ein bisschen Mut, die eigenen Gedanken umzusetzen.

Wer die ersten Schritte macht, schafft die Basis dafür, seinen Körper zu heilen, indem sie/er sich die Fragen

stellt:
1. **Will ich, dass es mir gut geht?**
2. **Will ich, dass es meinen Zellen gut geht?**
3. **Liebe ich mich selbst?**
   (willst du ein Leben lang in deinem Feind wohnen)?
4. **Liebe ich meinen Körper** (du hast nur diesen einen!)?

Das Bewusstmachen dieser Fragen ist der Schlüssel dafür, um nach dem Lesen des Buches zu wissen, dass in Zukunft

- Diäten sinnlos sind und jede weitere Diät für dich keine Bedeutung mehr hat
- Du beim Essen nicht mehr auf deine Lieblingsspeisen verzichten musst
- Du nie mehr einen inneren Schweinehund überwinden musst
- Du nicht mehr vergeblich darauf hoffst, dass dir die Schulmedizin bei einer ernährungsbedingten Krankheit helfen kann

Wer mit Diäten, Verboten beim Essen, mit Nahrungsergänzungsprodukten, Therapien, Medikamenten oder Powertraining sein Übergewicht - seinen Körper - bekämpft, ohne zuerst Geist und Seele in Ordnung zu bringen, wird immer wieder an den Ausgangspunkt zurück geworfen.

Diese Fragen werden im Buch beantwortet und führen unweigerlich dazu, in einem gesunden Körper zu wohnen. Ein Rückfall in „dumme" Essensgewohnheiten, die zu allen möglichen Krankheiten führen, gehört dann der Vergangenheit an und ein Jo-Jo-Effekt ist völlig ausgeschlossen.

Liebe und Essen sind eng miteinander verknüpft. Mangelnde Selbstliebe führt bei vielen Menschen dazu, dass sie sich zu wenig dafür interessieren, welches Essen ihrem Organismus
Energie gibt & Energie raubt.

Bei dieser Frage passiert bei vielen Menschen bereits der erste Denkfehler, der dafür verantwortlich ist, dass sie nie aus dem Übergewichts- und Gesundheitsdilemma heraus kommen.

Es geht nicht um die Frage: „Was darf ich essen?"
Es geht um die Frage: **„Was will ich essen?"**

Will ich wirklich mit Stresshormonen, Wachstumshormonen und Medikamenten „verseuchtes" Schweinefleisch, Hühnerfleisch oder Milchprodukte aus der Massentierhaltung essen, das/die keine Energie geben kann/können?

Aber auch Bio-Fleisch und Bio-Kohlenhydrate rauben dem Organismus Energie, wenn die **„Dosis"** nicht stimmt.

Eine weitere wichtige Frage, die mich zum Ziel geführt hat, ist: „Was hat die Natur dem Menschen als Nahrung angeboten, als die menschliche Zelle entstanden ist?"

Die Zusammensetzung der Elemente in der menschlichen Zelle (die Atome) hat sich seit ihrer Entstehung nicht wesentlich verändert.

Wer sich mit dieser Frage beschäftigt, findet in Kapitel 6 eine praktikable Anleitung, wie er „**Essen ohne Nebenwirkungen**" im 21. Jahrhundert umsetzen kann.

Im Grunde ist es „kinderleicht" - im wahrsten Sinne des Wortes - fit, schlank und gesund zu werden und zu bleiben, ohne beim Essen auf liebgewonnene Speisen verzichten zu müssen. Es geht in hohem Maße auch darum, auf sich selber zu achten.

Wer sich das bewusst macht, wird in den ersten zwei Kapiteln zur Überzeugung kommen, dass die Empfehlungen der Gesundheitssysteme und der Schulmedizin nicht geeignet sind, die Menschen aus dem Ernährungs- und Gesundheitsschlamassel heraus zu führen, wenn es um das Thema Ernährung geht.

Voraussetzung für eine Trendumkehr ist lediglich der Wille zum Nachdenken und Umdenken.

Bist du bei deinen Bemühungen fit, schlank und gesund zu sein schon einmal „erfolgreich gescheitert", dann probier diesen Weg aus; du kannst von deinen früheren Fehlschlägen nur selber profitieren.

Für diesen Weg
* musst du niemanden fragen

* ist keine Diät erforderlich
* musst du keine Medikamente einnehmen
* musst du keine Nahrungsergänzungsprodukte kaufen
* isst du nur das, was dir schmeckt.

Wie sagte Einstein schon: „Die reinste Form des Wahnsinns ist es, immer dasselbe zu machen und zu hoffen, dass sich etwas ändert!"

Das Buch ist ein persönlicher Erfahrungsbericht von René Adamo, der mehr als 30 Jahre mit Übergewicht und Krankheiten zu kämpfen hatte und nun seit einigen Jahren ein leichtes Leben ohne Medikamente und ohne Übergewicht führt.

Wer seinen gesunden Hausverstand gebraucht, über diese Fragen nachdenkt und sich beim Thema „Essen" nicht länger auf die Intelligenz Anderer verlässt, wird in diesem Buch wertvolle Tipps für seinen individuellen Weg finden und genau dasselbe erreichen.

…und das Schöne an der Sache ist, dass sich die Investition für dieses Buch bereits beim ersten Einkauf amortisiert haben wird, da dir die übertreuerten Fertigprodukte der Nahrungsmittelindustrie, mit ernährungsphysiologisch wertlosen Inhaltsstoffen, nicht mehr schmecken werden.

Kapitel 1

Das Märchen vom Gesundheitssystem und der Gesundheitsversicherung

Ein Gesundheitssystem sollte doch dafür sorgen, dass immer weniger Menschen krank werden!

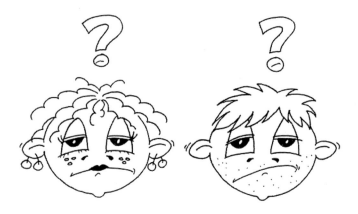

Warum steigen dann die Gesundheitsausgaben des Staates in 13 Jahren um 300%?

Um gleich vorweg mit einem Vorurteil aufzuräumen - an alle, die denken, dass hier jemand über Ärzte oder Ernährungswissenschaftler/innen herziehen will; dem ist nicht so!

Ohne die ärztliche Kunst wäre ich heute nicht mehr am Leben und ohne die fehlgeleitenden Empfehlungen der

Ernährungswissenschaften hätte ich nicht den Weg zurück zu Fitness, Gesundheit und Normalgewicht gefunden.

An dieser Stelle möchte ich die Arbeit der Ernährungsexpertinnen und Experten keinesfalls abwerten; ich schätze ihre Forschungen. Es ist aber eine Tatsache, dass ihre Detailverliebtheit und ihre akademischen Analysen den Großteil der Menschen in die Irre geführt haben.

Seit mehr als 50 Jahren versucht die Ernährungswissenschaft den anpassungsfähigen Organismus des Menschen mit seinen individuellen genetischen Programmen, mit Diäten, Kalorien zählen, Body-Mass-Index etc. zu berechnen.

Fragt man jemand nach seinen Wünschen für die Zukunft, steht an oberster Stelle der Wunschliste meistens „g´sund bleiben".

Die meisten Menschen können aber die Informationen der Ernährungswissenschaft nicht in der täglichen Praxis umsetzen, und das Ergebnis dieser Bemühungen ist ernüchternd.

Dadurch ist das eigene Empfinden jener Menschen, die sich auf die Intelligenz Anderer verlassen, komplett verloren gegangen.

Anstatt einen neuen Weg zu suchen, wie die Menschen die Erkenntnisse der Ernährungswissenschaften besser umsetzen können, bieten die Krankenversicherungen nun finanzielle Anreize für einen ureigenen Wunsch der Menschen, für den kein finanzieller Anreiz notwendig wäre; wiederum ein Weg, der am Problem vorbeigeht.

Ich habe mich bemüht, in diesem Buch meine Erfahrungen in so einfachen Worten wie möglich nieder zu schreiben, mit denen es mir gelungen ist, mehr als 25 kg abzunehmen, alle meine Krankheiten loszuwerden, alle meine Medikamente abzusetzen, und seit mehr als 3 Jahren nicht mehr krank gewesen zu sein.

Mein Ziel ist es, dich zu motivieren, wieder mehr an dich selbst zu glauben und auf deinen gesunden Hausverstand zu vertrauen.

Willst du dir selbst ein Bild machen, halte im Alltagsstress inne, denke über die folgenden Infos nach und recherchiere selbst im Internet nach Fragen, die in diesem Buch gestellt werden.

In diesem Buch geht es nicht um sinnlose Diäten, nicht um Ernährungspläne oder Rezepte, nicht um Nahrungsergänzungsprodukte und auch nicht um Verbote beim Essen. Dieser Unsinn hat die Menschen in die aktuelle Ernährungs- und Übergewichtsmisere geführt.

Jahrelange Schmerzen vor und nach einer Schulteroperation sowie 30 Kilo Übergewicht waren der Auslöser dafür, dass ich in den stundenlangen Wartezeiten in der Schulterambulanz im Krankenhaus begann, über Gesundheit, Krankheit und Übergewicht intensiv nachzudenken.

Dabei wurde mir bewusst, dass ich meine Krankheiten durch „**dummes Essen**" selbst verursacht habe und stets die Hoffnung hatte, dass mir ein erstklassiges Gesundheitssystem schon helfen wird, gesund zu werden.

Diese Vorstellung hatte ich von einem Gesundheitssystem, bis ich nachzudenken begann und mich gefragt habe,
- Warum werden immer mehr Menschen krank?
- Warum werden immer mehr neue Ärzte gebraucht?
- Warum wird immer mehr Pflegepersonal für alte Menschen benötigt?

Krankheit im Alter ist nicht normal!

Wenn von den Gesundheitsbehörden Unsummen in die Gesundheitsvorsorge investiert werden,
- Warum haben dann mehr als die Hälfte der Einwohner eines Landes Gewichtsprobleme?
- Warum sterben in den USA täglich tausende Menschen an Herzinfarkt? - entsteht ca. zu 99% durch „**dummes Essen**"
- Warum sterben in Deutschland täglich hunderte Menschen durch „**dummes Essen**" an Herzinfarkt, Schlaganfall etc.?
- Warum sterben in Österreich täglich 90 Menschen durch „**dummes Essen**" an Herzinfarkt?

Stelle dir selbst die Frage: „Bezahlt das Gesundheitssystem einen Arzt für gesunde Menschen oder bezahlt es ihn für kranke Menschen?"

Ich habe mir überlegt, ob ich als Arzt alles unternehmen würde, damit ein/e Patient/in nie mehr zu mir kommen muss?

Wer sich diese Frage selbst stellt, kommt automatisch zur nächsten Frage: „Wie bezahle ich die Kosten für die Ordination und die Mitarbeiter/innen, wenn 70% meiner Patienten nicht mehr kommen?"

Die ärztliche Versorgung der Menschen bei Unfällen, unvermeidlichen Infektionskrankheiten oder genetisch bedingten Krankheiten ist gut und wichtig. Aber warum werden z.B. in der Gesundheitsförderung Ärzte beschäftigt, die ja nur für kranke Menschen bezahlt werden?

Sind die politisch Verantwortlichen nur zu dumm, um diesen Interessenskonflikt zu erkennen, oder sind sie bereits so korrumpiert, dass sie aus parteipolitischem Denken nichts an dieser Situation ändern, da eine Änderung des Systems ja auch Wählerstimmen kosten könnte?

Wenn man aber die amtlichen, nationalen Statistiken anschaut, denen zufolge 75% aller Krankheiten eine ernährungsbedingte Ursache haben, wird klar, wohin die Reise geht!

Warum wird nicht intensiver in die effektive Vermeidung von Krankheiten investiert?

Warum geschieht das nur so halbherzig, und noch dazu unter falschen Voraussetzungen?

Wenn trotz aller Bemühungen der letzten 50 Jahre 3 von 4 Personen in einer Arztpraxis nur dort warten, weil sie „dumm" gegessen haben, sollten bereits alle Alarmsirenen aufheulen.
Es ist etwas gehörig faul in jenen Ländern, die von sich behaupten, ein gutes Gesundheitssystem zu haben, wenn trotz aller Bemühungen die gesundheitliche Situation jedes Jahr nur noch schlimmer wird.

Die Ambulanzen in den Krankenhäusern sind permanent überfüllt mit Menschen, die 4 bis 5 Stunden darauf warten, dass ihnen Ärzte dabei helfen, ihre ernährungsbedingte Krankheit zu bekämpfen.

Die Ärzte stehen an ihren Belastungsgrenzen, es wird der Ruf nach mehr Arztpraxen immer lauter und die Versicherungen denken sich immer wieder neue Strategien aus, wie und wo sie ihre Leistungen kürzen können.

Da diese große Ernährungs-, Übergewichts- und Gesundheitsmisere den meisten Menschen inzwischen bewusst geworden ist, sind auch alle Medien - Zeitungen, Zeitschriften und TV Sender - auf diesen Zug aufgesprungen.

Die Zeitungen berichten seitenfüllend über (meist zweifelhafte) Heilmethoden und bewerben Nahrungsergänzungsprodukte für alle möglichen und unmöglichen Krankheiten.

Aus welchen natürlichen Substanzen diese Mittel auch gewonnen werden, sie können Menschen nicht wirklich helfen, wenn die Zellen mit Ernährungsmüll verstopft sind und die Wirkstoffe nicht mehr verwerten können.

Auf jedem TV Sender sind Koch-Shows fester Bestandteil des Programms geworden. Sieht man sich die Köchinnen und Köche genauer an, sollten bei jeder Zuseherin und bei jedem Zuseher eigentlich schon die Alarmglocken läuten; sie läuten aber nicht, da die meisten Menschen über Jahrzehnte dazu erzogen worden sind, sich auf die Intelligenz anderer Menschen zu verlassen.

Was eine „Haubenköchin" oder ein „Haubenkoch" da kochen, kann zwar gut schmecken, aber dass diese Fachleute „dumme" Esser/innen sind, sieht man meistens schon an ihrer Figur; egal wie hochwertig die Kochzutaten auch sein mögen.

Sie wissen nicht, welche Nährstoffe **Energie geben** und welche Nährstoffe **Energie rauben**.

Diese Medieninformationen machen auch die kleinsten Fortschritte der Gesundheitspolitik zunichte und tragen dazu bei, dass die Weiterbildung der Menschen beim Thema Ernährung und Gesundheit stagniert.

Bereits im April 1977, 30 Jahre nach dem zweiten Weltkrieg, als die Übergewichts- und Gesundheitsmisere der Kriegsgeneration alarmierende Ausmaße annahm, wurden im Österreichischen Fernsehen erste Gegenmaßnahmen gestartet und 300 Schwergewichtige zum gemeinsamen Abwiegen eingeladen.

Dass alle medialen Maßnahmen in den letzten 40 Jahren kein Umdenken auslösen konnten, sieht man heute klarer denn je. Ihre Hilflosigkeit vor Augen, wurde von den Gesundheitsbehörden die betriebliche Gesundheitsförderung und die „gesunden Gemeinden" ins Leben gerufen.
Was passiert da?

Es werden Ernährungsexpertinnen und -experten engagiert, die selbst nie ein Übergewichtsproblem hatten. Sie kennen alle Nährwerttabellen auswendig, wissen auf jede Frage eine akademische Antwort, sie reden über Kalorien zählen, Body-Mass-Index, mehr Bewegung, und erstellen Ernährungspläne.

Die Erfahrungen der letzten Jahrzehnte haben gezeigt, dass kein Mensch auf diesem Planeten sich über einen längeren Zeitraum nach dem Ernährungsplan eines anderen Menschen richten kann.

Obwohl in den Jahren hunderte Diäten gekommen und gegangen sind, klammern sich viele immer wieder an die nächste, neu erfundene Diät mit dem Ergebnis, wieder einen Schritt näher zur stillen Resignation zu kommen.

Scheinbar ist es weniger schmerzvoll, immer wieder gegen dieselbe Wand zu laufen, als einfach nur innezuhalten und ein bisschen nachzudenken.

Mit ständiger Regelmäßigkeit kommen neue Schlankheitsmittel in Form von Drinks oder Pillen auf den Markt. Sie versprechen den Menschen mit dubiosen Expertisen von Ärzten unglaubliche Abnehmerfolge und haben nur ein Ziel – leidgeprüften Menschen möglichst viel Geld für nutzlose Sachen aus der Tasche zu ziehen.

Die versprochenen Erfolge können aus einem ganz einfachen Grund nicht eintreten. Der Aufbau der Zelle ist zwar bei allen Menschen gleich, der genetische Ablauf ist aber bei jedem Menschen anders.

Deshalb gibt es mit größter Wahrscheinlichkeit nicht lediglich ein paar hundert ernährungsbedingte Krankheiten, sondern mehr als 7 Milliarden, da sich jede Fehlfunktion in den Zellen bei jedem Menschen anders auswirkt.

Keine Ärztin, kein Arzt, keine Heilpraktikerin und kein Heilpraktiker können mit Bestimmtheit sagen, ob ihre/seine Diagnose 100%ig richtig ist; sie handeln nur aus subjektiven Erfahrungswerten.

Wenn du wegen einer Hautentzündung zu drei verschiedenen Hautärzten gehst, wirst du drei verschiedene Diagnosen und ebenso viele verschiedene Medikamente erhalten; das sagt doch bereits einiges aus.

Die jahrtausendealte Geschichte der Medizin - die Traditionelle Chinesische Medizin (TCM), die Griechische Medizin oder andere Naturheilmethoden - ist davon geprägt, Krankheitssymptome zu bekämpfen.

Im 18. Jahrhundert, als die Welt der Atome erforscht wurde, wurde in der Folge immer deutlicher, dass alles auf unserem Planeten aus Atomen besteht, wir täglich Atome essen und sich der Mensch ebenfalls aus Atomen zusammensetzt.

In den letzten Jahrzehnten haben die Ernährungswissenschaftler/innen alles dazu erforscht, wie sich der menschliche Organismus völlig autonom gesund halten würde.

Dennoch investieren Gesundheitssysteme Unsummen in die Bekämpfung von Krankheiten. Diese Weiterentwicklung in neue Untersuchungsmethoden, Operationsmethoden und Medikamente setzt sich bis zum heutigen Tage ungebremst fort und hat die Menschen in eine nie gekannte Ernährungs-, Übergewichts- und Gesundheitsmisere geführt.

Die Natur oder dein Schöpfer - je nachdem, woran du glaubst - hat dem menschlichen Organismus ein einzigartiges lebenserhaltendes System verliehen, das es ihm möglich machte, über tausende von Jahren ohne Medikamente zu überleben.
Von wenigen genetischen Ausnahmen abgesehen, hat jeder Mensch ein perfektes Immunsystem, das dafür

sorgt, dass die meisten Krankheiten ohne Probleme abgewehrt werden, wenn die Zellen in ihrer Funktion nicht durch unnötigen Nährstoffmüll blockiert werden.

Ebenso sind die Selbstheilungskräfte des Menschen perfekt ausgebildet. Verletzungen, wie z.b. ein schwerer Meniskusschaden oder eine Knorpelverletzung, repariert der Organismus völlig autonom, wenn die Zellen nicht durch Nährstoffmüll blockiert werden.

Viele dieser Verletzungen entstehen aber bereits dadurch, weil die Knorpelzellen nicht mehr mit den richtigen Nährstoffen versorgt werden. Ich kann den Beweis antreten, dass ein viertgradiger Meniskusschaden nicht operiert werden muss und vollständig ausgeheilen kann.

Den finanziellen Kollaps vor Augen, wurden Gesundheitsorganisationen gegründet und unzählige Ernährungsberater/innen und Ärzte/Ärztinnen engagiert, die dieses Unheil abwenden sollen.

Zusätzlich werden die Belastungen für die Unternehmen stetig erhöht und die Patienten mit Medikamenten und Ordinationsgebühren abgezockt.

Was vor 5000 Jahren normal war ...
Vor mehr als 4000 Jahren, als die Menschen immer mehr zuckerhaltige Nahrung, tierische Eiweiße und Fette zu sich nahmen, entstanden eine Reihe Krankheiten, die mit Naturheilmittel bekämpft wurden.

Die Krankheitssymptome wurden mit Kräutertinkturen, Akkupunktur, Massagen, etc. bekämpft. Da die Menschen damals noch keine Ahnung vom Aufbau der menschlichen Zelle hatten, war dieser Versuch ganz normal – wie wir aber heute wissen, zum Scheitern verurteilt, da die Ursachen für die Fehlfunktionen des Organismus bestehen blieben.

... und nun 5000 Jahre später
machen noch immer zu viele Menschen mit diesem tödlichen Irrtum weiter. Den Menschen in der westlichen Welt ist inzwischen bewusst geworden, dass sie mit Medikamenten der Pharmaindustrie nicht gesünder werden.

Sie wenden sich alternativen Heilmethoden zu, gehen zu Wunderheiler/innen, konsultieren Heilpraktiker/innen und konsumieren Nahrungsergänzungsprodukte in Hülle und Fülle, weil ihnen gesagt wird, dass die industriell erzeugte Nahrung zu wenig Vitamine und essentielle Nährstoffe enthält.

Europaweit entstehen tausende sogenannte „Heiler-Akademien", die alle möglichen und unmöglichen „Heilerausbildungen" anbieten.

Alle versuchen, den Menschen bei gesundheitlichen Problemen, die durch das Essen ausgelöst wurden, zu helfen und unbekannte Schmerzen zu lindern.

Der Großteil dieser Bemühungen ist jedoch für die meisten Menschen sinnlos, wenn dabei lediglich ernährungsbedingte Krankheitssymptome unterdrückt werden.

Natürlich haben nun auch schon viele Schulmediziner diese große Chance zum Geldverdienen aufgegriffen, da sie mit den Kassenpatienten viel Arbeit und stagnierende Einnahmen haben.

Auch die Homöopathie - ob sie wirkt oder nicht wirkt, will ich hier gar nicht in Frage stellen - die vor mehr als 200 Jahren erfunden wurde, um überwiegend ernährungsbedingte Krankheiten zu bekämpfen, konnte bis heute die Menschen nicht gesünder machen.

Wenn sie wirkt, kann sie auch nur ein Symptom bekämpfen, aber niemals die Ursache - Ernährungsmüll in den Zellen - beseitigen; willst du wirklich noch 100 Jahre darauf warten, bis diese „Medizin" wirkt?

Schaust du genau hin, was die Traditionelle Chinesische Medizin macht, wird dir bewusst, dass sie dasselbe macht, wie die traditionelle Europäische Medizin; es werden ernährungsbedingte Krankheitssymptome bekämpft, und **die Ursachen bleiben bestehen**.

Verschwindet einmal ein Symptom auf Grund einer Behandlung, kommt es mit an Sicherheit grenzender Wahrscheinlichkeit an anderer Stelle in Form eines anderen Symptoms wieder zutage, da die Ursache für die Krankheit nicht behoben wurde.

Medikamente sollten doch heilen, oder etwa nicht? In den USA sterben jährlich rd. 300.000 Menschen an Bluthochdruck. Medikamente können den Ernährungsmüll aus den Zellen nicht entfernen. Sie können z.b. nur das Blut verdünnen und so das Leben um ein paar Jahre verlängern.

Hast du schon einmal davon gehört, dass eine Durchblutungsstörung bei einem 50, 60 oder 70jährigen Menschen mit Medikamenten geheilt wurde und die Tabletten dann abgesetzt werden konnten? Frag´ doch einmal bei deinen nächsten Angehörigen nach.

In ihrer Hilflosigkeit berichten zwar die Gesundheitssysteme immer wieder, dass die Menschen länger leben; wie die Lebensqualität dieser Menschen aber aussieht, sieht man, wenn man sich auf der Straße umsieht oder einen Blick in die Pflegeheime wirft.

Denke auch einmal darüber nach, warum die Forschungen von Prof. Warburg in der heutigen Medizin völlig unbekannt sind.

Er hat vor mehr als 80 Jahren den Nobelpreis erhalten, als er beweisen konnte, dass Krebs durch eine blockierte Zellatmung entsteht; das wurde bis heute nicht widerlegt!

Die Zellatmung wird durch Ernährungsmüll blockiert - wie das funktioniert, wird auch im Buch **Essen ohne Nebenwirkungen** beschrieben.

Würde der Entstehung von Krebs intensiver entgegen gewirkt werden, würde den Pharmakonzernen und den Ärzten eine wichtige Einnahmequelle wegbrechen.

Willst du über die vorliegenden Infos nachdenken, freut es mich, wenn ich dir damit einen guten Impuls verleihen konnte, damit es dir in Zukunft besser geht. Kopiere dir die Frage „**warum die Medizin die Menschen krank macht**" in die Google Suche für einen ersten Anfang.

Willst du weitere Ideen bekommen, wie du ohne Verbote beim Essen 10 oder 20 kg abnehmen kannst, gibt dir das Buch **Essen ohne Nebenwirkungen** viele Anregungen, wie du das für dich optimal umsetzen kannst.

Essen ohne Nebenwirkungen ist 2012 erschienen und beschreibt, wie man, ohne beim Essen auf seine geliebten Speisen verzichten zu müssen, Übergewicht abbauen und viele Krankheiten loswerden kann.

Wenn du 10 oder 20 kg weniger Gewicht durch die Gegend schleppen willst, findest du in diesem Buch eine Anleitung, die auch bei dir funktionieren wird.

Das Buch zeigt den Unterschied zwischen „g´sund essen" und „**g´scheit essen**" auf, und es betrifft auch dich, egal wie jung oder alt, dick oder dünn du bist.

Es wird ein Weg beschrieben, wie du ohne Probleme essen kannst, was dir schmeckt, und wie du dennoch zu Fitness, Gesundheit und Normalgewicht kommst.

Da es um die Elemente in der menschlichen Zelle geht, die bei allen Menschen gleich sind, wird es auch bei dir funktionieren, wenn du deinen Kopf frei machst von den „Verbote-Gedanken beim Essen".

Willst du darüber nicht nachdenken, ist auch nichts passiert; du wirst einfach eines Tages als Unwissende/r sterben, die/der gedacht hat, dass eine höhere Macht bestimmt hat, dass sie/er ausgesucht wurde, bestimmte Leiden geduldig zu ertragen.

Willst du darauf warten, bis sich das derzeitige Krankheitssystem in ein funktionierendes Gesundheitssystem verändert, wirst du lange warten und es mit größter Wahrscheinlichkeit nicht mehr erleben.

Das Buch zeigt im nächsten Kapitel auf, warum es sinnlos ist darauf zu hoffen, dass dir die Schulmedizin helfen kann, wenn deine Krankheiten durch **„dummes Essen"** versursacht worden sind.

Was dir **„g´scheit essen"** darüber hinaus für deine Partnerschaft noch bringen wird, liest du auf der letzten Seite dieses Buches.

Kapitel 2

Keine Chance für die Schulmedizin bei ernährungsbedingten Krankheiten

Erkennst du den Unfug in der Medikamentenwerbung?

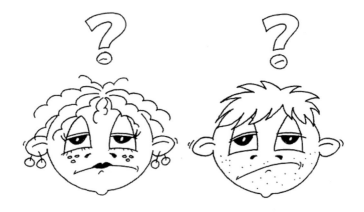

„Kann ein Pflaster den Schmerz wegwärmen?"
…wie lange?
oder
„Gibt es Energie auf Knopfdruck?"
Ist dein Organismus eine Maschine,
bei der du nur den Knopf drücken musst?

Ich will keinesfalls die Arbeit der Schulmedizin geringschätzen, (ich hatte mit 19 Jahren eine Herzoperation) und bin dankbar für die medizinische Forschung. Wir brauchen gut ausgebildete Ärzte für unvermeidliche Infektionskrankheiten, für die Unfallversorgung oder für Menschen mit genetischen Defekten.

Auch wenn die Ärzte wollten, haben sie nicht die geringste Chance, dich gesund machen zu können, wenn deine Krankheit eine ernährungsbedingte Ursache hat; sie müssten 24 Stunden täglich neben dir stehen und darauf achten, was du isst.

Abgesehen davon, dass keine Ärztin und kein Arzt eine ernährungsbedingte Krankheitsursache beseitigen kann, wird die Schulmedizin nicht bestrebt sein, alles zu tun, damit du keinen Arztbesuch mehr brauchst; wer würde die Ärzte dann noch bezahlen, wenn das System nicht geändert wird?

Auf Grund meiner eigenen leidvollen Krankengeschichte wurde mir aber bewusst, dass die Schulmedizin in der Prävention / Krankheitsvermeidung kontraproduktiv ist, solange sie für kranke Menschen bezahlt wird.

Kein normaler Mensch würde interessiert sein, dafür zu sorgen, dass der Großteil (3 von 4 oder 75%) seiner „regelmäßigen Kunden" ausbleibt.

Denke einmal darüber nach, wohin uns das derzeitige Verhalten führt, das uns „still und leise" durch feine, nicht sofort erkennbare Manipulation anerzogen wurde.

Macht sich eine Erkrankung bemerkbar, gehen Menschen zur Ärztin oder zum Arzt, es werden alle möglichen Untersuchungen gemacht und Medikamente oder Therapien verschrieben, um eine Besserung zu erreichen.

Danach folgen weitere Empfehlungen von Freunden/innen und Bekannten, dass Nahrungsergänzungsprodukte helfen sollen, dass ätherische Öle eine Linderung bringen oder ein/e bestimmte/r Heilpraktiker/in wahre Wunder vollbringen soll.

Was passiert im Körper, wenn sich ein Schnupfen oder ein Durchfall bemerkbar macht?

Es ist das Zeichen dafür, dass der Körper etwas loswerden will; er befindet sich in einem Heilungsprozess!

Wenn du diese Symptome immer sofort mit Medikamenten unterdrückst, nimmst du deinem Körper die Chance, sich selber zu heilen.

Dadurch wird dein Immunsystem immer schwächer, bis es endgültig seinen Dienst einstellt. Das soll nun keine Empfehlung sein, nie mehr einen Arztbesuch zu machen, sondern einfach zum Nachdenken anregen, dass nicht jede Krankheit sofort mit Chemiebomben bekämpft werden muss.

Eine gute ärztliche Versorgung sollte niemals dafür missbraucht werden, den Menschen immer wieder zu sagen, was sie essen sollten, damit sie gesund bleiben.

Komplizierte Zusammenhänge im Stoffwechsel, die von Medizinern im Fernsehen erklärt werden, haben die meisten Menschen beim nächsten Gang zum Kühlschrank bereits wieder vergessen.

Einen erfolgreichen Umschwung bei diesem Gesundheits- und Übergewichtsdilemma kann es meines Erachtens nur geben, wenn den Menschen klar wird, dass sie in den meisten Fällen ihre Krankheiten durch „**dummes Essen**" selber verursachen, sie absolut keine Chance haben „ihrer Strafe zu entgehen" und erkennen, wie einfach es ist, fit, schlank und gesund zu werden und zu bleiben.

Wer sich genauer informieren will, schaut sich einfach einmal in den amtlichen Statistiken über ernährungsbedingte Krankheiten um; alles Krankheiten, die durch „**dummes Essen**" entstehen.

Die Schulmedizin kann dich nicht „gesund machen", wenn die Ursache deines Leidens in einer falschen Ernährung liegt.

Die Evolution hat das Wunderwerk Mensch geschaffen und dafür gesorgt, dass es 250.000 Jahre überlebt hat.

Der gesamte Organismus ist auf Wachstum und Gesundheit programmiert. Nur dort, wo es wegen Nahrungsmangel oder wegen fehlender Nährstoffe zu einer Unterversorgung des Organismus kommt, werden die Menschen schon in jungen Jahren krank.

Wenn du deinem Organismus mit der Nahrung Nährstoffe, die für eine optimale Funktion der Zellen erforderlich sind, in ausreichender **„Dosis"** gibst, ist dein Immunsystem fit und kann beinahe jede Krankheit abwehren.

Das kostet keinen Euro zusätzlich, dafür ist kein Kalorienzählen erforderlich und auch keine Diät notwendig! Es kommt nur auf die richtige prozentuelle Zusammensetzung der Nährstoffe an.

Grundsätzlich ist das natürliche Empfinden, was der Organismus gerade braucht, in jedem Menschen vorhanden.

Leider hat sich durch die Medienmanipulation dieses Empfinden bei vielen Menschen zurück entwickelt.

Wenn du im Supermarkt nach Chips greifst, kann das auch heißen, dass dein Organismus gerade Mineralstoffe (Salze) benötigt, weil die vielen mit Kohlenstoff- und Stickstoffüberschuss belasteten Zellen nicht mehr richtig funktionieren; Chips erhöhen aber das Kohlenstoffproblem, ohne dass das Mineralstoffproblem gelöst wird.

Intelligent genießen wird in diesem Buch so einfach beschrieben, dass du sofort beginnen und es jederzeit in die Tat umsetzen kannst.

Nach dem Lesen des Buches wird dir auch bewusster werden, wie die Medien zur Verblödung der Menschen beitragen. Die verantwortlichen Redakteurinnen und

Redakteure machen das auch gar nicht absichtlich; sie sind schon selbst Opfer des kranken Systems geworden.

Wenn du einen Zeitungsartikel mit der Überschrift „Hausärzte sorgen für die gesamte Gesundheit" liest und darüber nachdenkst, erkennst du sofort den Unfug in dieser Formulierung.

Hausärzte sind darauf ausgebildet deine „Krankheitssymptome zu bekämpfen". Solange Hausärzte für kranke Menschen bezahlt werden, können sie nicht daran interessiert sein, „für die gesamte Gesundheit" zu sorgen.

Für die Gesundheit bist du ausschließlich selber zuständig, indem du die Ursachen behebst; das ist in 75% der Fälle ganz einfach möglich, indem du ganz einfach „g´scheit isst".

Wenn einem ca. 180 kg wiegendem Akademiker eine ganze Zeitungsseite gewidmet wird, in der sein neuestes Buch über genussvolles Essen vorgestellt wird, zeigt das, dass diese Zeitungsleute durch **„dummes Essen"** schon ziemlich geschädigt sind; ihre Ablagerungen im Gehirn haben bereits ein kritisches Maß angenommen.

Fette und tierische Eiweiße, die der Organismus nicht verarbeiten konnte, setzen sich natürlich auch im Gehirn ab; siehe 3SAT, „Die großen Volkskrankheiten" - Thema Alzheimer.

Vorboten dieser Krankheit sind meisten Konzentrationsstörungen, die Merkfähigkeit lässt nach, sexuelle Lustlosigkeit stellt sich ein und Lebensfreude geht verloren.

Ärzte merken das natürlich sofort im Gespräch mit dir und verschreiben dir ein Durchblutungsmittel, damit das Blut verdünnt wird und besser durch die teilweise verklebten Adern fließt. Durchblutungsmittel sind die weltweit am meisten verschriebenen Medikamente. Frage dich selber – würde dir deine Ärztin, dein Arzt sagen „iss g´scheiter, dann brauchst du diese Mittel nicht mehr"?

In den USA sterben jedes Jahr rd. 300.000 Menschen an Bluthochdruck (täglich 820 Personen), denen das Durchblutungsmittel nicht helfen konnte.

Die Medizin als Wissenschaft der Krankheit hat die Menschen krank gemacht!

Ich verstehe, wenn du mit dieser Aussage im Moment noch nicht viel anfangen kannst; ich habe Jahre gebraucht, um den Sinn dahinter zu erkennen. Gib´ diese Aussage in die **Google Suche** ein und mache dir selbst ein Bild. Keine Ärztin und kein Arzt können dir wirklich helfen, wenn deine gesundheitlichen Probleme mit dem Essen zu tun haben.

Ein Tipp, der zum Umdenken anregt: Der Mediziner Dr. med. Eckart von Hirschhausen war Arzt in Europas bekanntester Klinik. Er hat seinen Beruf an den Nagel gehängt und wurde Moderator, Zauberkünstler, Kabarettist und Schriftsteller.

Welche Erklärung gibt es dafür? Vermutlich hat er erkannt, dass Ärzte mit dem derzeitigen System keine Chance haben, die Menschen wirklich gesund zu machen, solange sie nur für kranke Menschen bezahlt werden.

Es ist klar und verständlich, dass er als Arzt nicht über Ärzte herzieht, er bringt aber bei seinen Auftritten, in seinen Büchern und CDs doch klar und deutlich hervor, dass die Menschen gesünder leben könnten, wenn sie beim Thema Gesundheit und Ernährung mehr Eigeninitiative ergreifen und sich nicht auf die Intelligenz anderer Menschen verlassen.

Seine DVD „WUNDERHEILER" hilft beim Nachdenken und Umdenken und ist eine überaus nützliche Hilfe zur Selbsthilfe.

Jede Krankheit entsteht dort, wo das Leben beginnt - in der menschlichen Zelle. Das körpereigene Immunsystem, das den Organismus gesund erhält und die Selbstheilungskräfte können ihre Aufgabe nicht erfüllen, wenn sie durch Ernährungsmüll blockiert werden.

Die Pharmakonzerne entwickeln immer bessere Mittel zur Bekämpfung der Symptome. Ja, wunderbar, durch sie werden alle unsere Krankheiten zum großen Teil gut bekämpft.

Die Schulmedizin kann aber die Ablagerungen in den Zellen nicht entfernen; sie kann nur deine Krankheitssymptome unterdrücken oder durch eine Operation entfernen (Geschwüre, Tumore, Nierensteine, Ablagerungen an Gelenken etc.).

Dieses Bewusstsein war für mich der Auslöser, „so zu essen, dass es meinen Zellen gut geht!" Wenn es meinen Zellen nicht gut geht, kann es mir niemals gut gehen; dieses Naturgesetz kann kein Mensch umgehen.

Blutverdünnungsmittel z.B. können nur dein Blut verdünnen, nicht aber die Ablagerungen aus den Zellen entfernen; das gilt auch für andere Medikamente.

Medikamente sind immer Fremdkörper für den Organismus und haben immer Nebenwirkungen, egal ob du sie spürst oder nicht spürst. Dein Organismus muss damit fertig werden und das kostet Energie.

Du hast Nackenschmerzen oder Schulterschmerzen und glaubst den Werbespruch „…wärmt den Schmerz weg". Du kaufst diese Pflaster und siehe da, sie bringen dir tatsächlich eine kurzfristige Linderung! Aber hast du dich schon einmal gefragt, was dann kommt?

Diese Schmerzen hast du in den meisten Fällen durch dein **dummes Essen** verursacht. Die Ablagerungen in deinen Muskelzellen bleiben bestehen und die Schmerzen kommen immer wieder. Willst du wirklich für den Rest deines Lebens Geld für schmerzstillende Pflaster ausgeben? Also, ich hatte dieses Problem auch und hatte dazu keine Lust.

Wenn du in der TV Werbung siehst, wie jemand massenweise Pillen in sich hinein schüttet und auf „Knopfdruck" Energie bekommt, wird die ganze Perversion in der Medikamentenwerbung deutlich. Die Hersteller suggerieren dir, dein Organismus ist ja eh nur eine Maschine, du brauchst nur einen Knopf zu drücken und alles ist wieder bestens.

Es ist erschreckend, dass hier die Gesundheitsbehörden tatenlos zuschauen! Willst du wirklich dein Geld dafür hergeben, dass diese Hersteller ihre menschenverachtende TV Werbung finanzieren können?

Du fühlst dich müde und schlapp, weil du durch „**dummes Essen**" 15.000 oder 20.000 Milliarden Zellen in deinem Körper blockiert hast?! Deine Zellen sind mit größter Wahrscheinlichkeit nicht mehr in der Lage, die Wirkstoffe in den Pillen für dich zu nutzen.

Bei allen Medikamenten lohnt es sich für dich, kurz nachzudenken, ob die Hersteller der Medikamente dafür sorgen können, dass du nicht mehr krank wirst oder du auch auf Dauer gesund wirst.

Wenn deine körperlichen Beschwerden mit der Ernährung zusammenhängen, haben sie keine Chance, dich dauerhaft gesund zu machen. Mit den Medikamenten wird deine offensichtliche Krankheit bekämpft und zum Verschwinden gebracht.

Es lohnt sich daher, sich selbst die Frage zu stellen: was

war die Ursache der Krankheit, oder hat das Medikament auch die Ursache behoben? Du darfst das ruhig anzweifeln.

Was passiert, wenn die Pharmaindustrie z.b. wieder bessere Zäpfchen auf den Markt bringt, die die Hämorrhoiden schneller verschwinden lassen?

Hämorrhoiden sind hauptsächlich Ablagerungen, die durch übermäßigen Konsum von Lebensmitteln mit hohem Kohlenstoffgehalt verursacht werden. Das sind hochprozentige Kohlenhydrate wie z.b. Brot mit Butter, Mehlspeisen, Nudeln, Marmelade, Zucker, etc., natürlich spielt auch zu wenig Bewegung eine Rolle.

Die Hämorrhoiden haben sich zwar nach medizinischer Behandlung an diesen unangenehmen Stellen aufgelöst, aber wohin sind die Ablagerungen verschwunden, die der Körper nicht mehr verarbeiten konnte?

Ich bin kein Mediziner, frag' daher deine Ärztin, deinen Arzt, wohin diese Ablagerungen verschwinden und überprüfe diese Aussage durch eigene Recherchen.

Gegen die neuen Beschwerden, die aufgrund dieser Krankheitsunterdrückung entstehen werden, wird aber mit Gewissheit wieder ein Gegenmittel gefunden.

Probleme mit dem Verdauungstrakt sind der zweithäufigste Grund, warum Patienten eine Arztpraxis aufsuchen; bei Klinikeinweisungen stehen diese Erkrankungen sogar an erster Stelle; laut Recherche im STERN.

Diese Erkrankungen sind kein „Schicksalsschlag"! Sie werden von den Patienten selbst verursacht, indem sie gedankenlos den Empfehlungen in der Werbung folgen und für diesen Ernährungsmüll ihr Geld an der Supermarktkassa abgeben.

In Österreich gibt es pro Jahr rd. 40.000 Operationen an Krampfadern; ich will gar nicht hochrechnen, wie viele es dann in Deutschland gibt.

In den Krampfadern sind überwiegend Nährstoffablagerungen, die der Organismus nicht verarbeiten und nicht ausscheiden konnte. Der Grundstein dafür wurde bereits in der Jugend oder viele Jahre vor dem Auftreten dieser sichtbaren Beschwerden gelegt.

Ein Grund dafür, dass sich die Ablagerungen in den Venen und nicht anderswo ablagern, kann natürlich auch eine genetische Veranlagung (Bindegewebsschwäche) und zu wenig Bewegung sein.

Die Ablagerungen selbst haben aber in der Regel nichts mit Vererbung zu tun, diese hast du mit deiner Ernährung selbst verursacht. Das Veröden oder das Herausziehen der Krampfadern behebt im Moment zwar die schmerzenden Symptome, ändert aber nichts an der Ursache, die weiterhin im Organismus bestehen bleibt.

Wer denkt, in einem Krampfadern-Institut in guten Händen zu sein, wird seine Einstellung in Kapitel 6 überdenken.

Um noch mehr Medikamente absetzen zu können, wird nun in der Medikamentenwerbung immer seltener von „Risiken und Nebenwirkungen" gesprochen, sondern verstärkt auf den harmlos klingenden Spruch „Wirkung und möglicherweise unerwünschte Wirkungen" gesetzt!

...schlaf Kindlein schlaf! Jedes Medikament ist ein Fremdkörper für den Organismus und birgt immer ein Risiko in sich.

Dieses Buch sowie das Buch **Essen ohne Nebenwirkungen** aus dem Jahre 2012 beschreiben einen unglaublich einfachen Ausweg aus diesem Dilemma, den ich selbst erfolgreich gegangen bin. Diesen Weg kann jeder Mensch gehen, der nicht eines Tages die täglich vorsortierten Tablettenrationen einnehmen will.

Wenn dir bewusst geworden ist, dass auch Tabletten dich nicht gesund machen können, sondern nur dein akutes Problem lindern (die Ursache bleibt meistens bestehen), hast du bereits den ersten wichtigen Schritt für deine Gesundheit, deine Fitness und zu deinem Idealgewicht getan.

Durch zu viel Stickstoff- und Kohlenstoffablagerungen, bedingt durch falsches Essen, wird in den Zellen Sauerstoff und Wasserstoff verdrängt; du erstickst deine eigenen Zellen.

Der Zellstoffwechsel wird blockiert, deine Zelle wird krank – du wirst krank!

Die menschliche Zelle ist rd. 200 Mal kleiner als ein Stecknadelkopf. In diesem unsichtbaren Wunderwerk – kleiner als der Durchmesser des menschlichen Haares - befinden sich wiederum rd. 220 mikroskopisch kleine Kraftwerke, die für dich Energie produzieren und deinen Organismus gesund erhalten.

Wenn nun von deinen rd. 80.000 Milliarden Zellen ca. 20.000 Milliarden verstopft sind, sind sie nicht mehr in der Lage, dich vor Krankheiten zu schützen oder die Wirkstoffe von Medikamenten richtig zu verarbeiten.

Die Zeitschrift PULSAR schreibt in ihrer Ausgabe 05-2012, dass in Deutschland jährlich 436.000 Menschen an Krebs erkranken und die Hälfte daran stirbt. Experten schätzen, dass sich diese Zahl bis 2030 verdoppelt.

Ja, so werden die Pensionen auch wieder „sicherer", wenn es nur genug Menschen gibt, die ihre Beiträge einzahlen und sich dann frühzeitig verabschieden müssen.

Hast du schon einmal darüber nachgedacht, wohin das führt, wenn die Behörden Ärzte engagieren, um die Menschen gesünder zu machen, diese jedoch nur für kranke Menschen bezahlt werden?

Mal ehrlich, würdest du als Ärztin, als Arzt dafür sorgen, dass 75% deiner regelmäßigen Kunden ausbleiben? Alleine schon dein ureigenster Selbsterhaltungstrieb würde das nicht zulassen.

Wie zu Beginn erwähnt, ist das Wissen über eine gesunde Ernährung allgemein vorhanden. Mit den derzeitigen Ernährungsempfehlungen werden aber mehr als die Hälfte der Menschen nicht erreicht.

Im nationalen Aktionsplan für Ernährung bietet das Österreichische Gesundheitsministerium alles auf, was in der Medizin Rang und Namen hat. Es werden Unsummen für Experten und Ernährungsempfehlungen ausgegeben, die keine Trendumkehr bringen werden.

Ärzte werden nur für kranke Menschen bezahlt und gleichzeitig von den Gesundheitsbehörden zur Krankheitsvermeidung heran gezogen; das ist der größte Witz aller Zeiten.

Warum sterben in einem Land, das angeblich ein erstklassiges Gesundheitssystem hat, täglich rd. 90 Menschen an Herzinfarkt?

Menschen, die am Vortag noch nichtsahnend an einer Wanderung oder an einer Familienfeier teilgenommen haben und am nächsten Tag ihren letzten Weg im Bestattungsinstitut angetreten haben.

Die wenigsten dieser Todesfälle wurden durch einen genetischen Defekt ausgelöst, die überwiegende Mehrheit dieser Menschen hat einfach nur „dumm gegessen".

Es werden immer wieder aufs Neue die besten Ärzte engagiert, die uns alles über ein gesundes Herz, gesunde Gefäße, richtiges Bewegen, Migräne, Therapien, Krebs-Früherkennung, Heilungschancen, Darmgesundheit, Nahrungsunverträglichkeit, Demenz, etc. sagen.

Es wird ständig von der Verbesserung des Gesundheitssystems gesprochen. Wenn wir aber einmal darüber nachdenken, worin die Gesundheitsbehörden investieren, wird klar, dass dies ein „Fass ohne Boden" ist und ohne ein Umdenken so bleiben wird.

Es werden Unsummen in Reha-Kliniken und Operationsmethoden investiert. Dadurch werden zwar die Menschen immer älter, wenn man sich jedoch anschaut, wie sich viele ältere Menschen durch die Straßen schleppen, wird klar, dass das so genannte Gesundheitssystem nur alte kranke Menschen hervorbringt.

Bessere Therapien, bessere Medikamente und neue Kliniken können nicht die Ursachen beheben; das Dilemma bleibt damit ewig erhalten. Alle bisherigen Bemühungen sind darauf ausgerichtet, die Krankheitssymptome zu lindern; Reha-Kliniken können die Menschen nicht gesünder machen!

Solange die Ärzte nur für kranke Menschen bezahlt werden, haben wir ein klassisches Krankheitssystem.

Die ständigen Meldungen über Defizite bei den Krankenversicherungen und die Belastungen der Patienten mit stets neuen Gebühren sprechen eine klare Sprache, „wohin die Reise geht".

Das finanzielle Desaster wird immer größer, es werden immer mehr Ärzte benötigt, um ein krankes Volk zu behandeln.

Führende Persönlichkeiten der Parteien setzen in der Regierung und in den „Volksvertretungen" stets in der Schulmedizin ausgebildete Personen ein, die an diesem Status nichts ändern werden.

Mutige Politiker/innen mit Weitblick, die einen neuen Weg einschlagen, damit in den nächsten Jahrzehnten ein echtes Gesundheitssystem entstehen könnte, sind nicht in Sicht. Hilf´ dir selbst - dass der Staat dieses kranke System ändert, ist nahezu aussichtslos!

Die derzeitigen Ernährungsempfehlungen der Gesundheitsbehörden können nicht zum Erfolg führen, solange auf diese Weise vorgegangen wird. Das Gesundheitsministerium kann nur dazu beitragen, deine Leiden zu lindern.

Ein ganzes Jahr ohne Arztbesuch und ohne Medikamente kannst du auch erreichen. Damit du keine Leiden mehr bekommst, bist du zu 99% selber zuständig!

Wer das Buch zu Ende liest, wird auch den Nonsens erkennen, den die gesetzlichen Krankenversicherungen produzieren. Sie rufen auf, zur Vorsorgeuntersuchung zu gehen! Die Menschen sollen gemeinsam mit den Ärzten die persönlichen Gesundheitsziele ermitteln.

Es darf gelacht werden! Jemand, der bereits 10 oder 20 Jahre „dumm" gegessen hat, hat immer irgendeine ernährungsbedingte Krankheit.

Die Ärztin oder der Arzt findet da immer etwas. Es werden Verordnungen und Medikamente verschrieben und versucht, die Krankheitssymptome unter der „Decke" zu halten. Damit wird vielleicht ein noch teurerer Krankenhausaufenthalt verhindert, Gesundheit wird damit aber nicht erreicht.

Das kann die Menschen nicht gesünder machen. Diese ungesunde Denkweise wird auch in den nächsten Kapiteln klarer.

Wenn Gesundheitsziele festgelegt werden sollten, dann wäre es die Basisarbeit schlechthin, zuerst die krankmachenden Ernährungsgewohnheiten auszuschließen, die bei 75% der Menschen zum Tragen kommen.

Keine Ärztin und kein Arzt auf diesem Planeten gräbt sich selbst das Wasser ab!

Kein Krankenhaus hat auch nur die geringste Chance, dich bei einer ernährungsbedingten Krankheit dauerhaft zu heilen.

Deine Krankheit wird lediglich mit Medikamenten unterdrückt, aber die Fehlfunktion in den Zellen bleibt erhalten. Solange der Ernährungsmüll nicht aus den Zellen abgebaut wird, solange wirst du ein „sicherer Kunde" für die Schulmedizin und die Krankenhäuser bleiben, die sehr oft an ihre medizinischen Grenzen stoßen.

Willst du wissen, wie viele Menschen in deinem Land jedes Jahr auf Grund von multiresistenten Keimen in Krankenhäusern sterben?

Gib diese Frage bei Google ein, dann bekommst du alle Informationen, die für dich interessant sein können. Ich habe keine Lust mehr, mich diesem Risiko auszusetzen, wenn ich es mit **„g´scheit essen"** ganz einfach vermeiden kann.

Um dein Selbstbewusstsein zu stärken, ist es wichtig, dich an deine bisherigen, vergeblichen Versuche zu erinnern und zu beschließen, dass du dich nicht noch einmal mit einer Sache beschäftigst, die dich nicht weiter bringt.

Diäten, Fastenkuren, Nahrungsergänzungsprodukte, Kalorien zählen, Kochsendungen im TV, Werbung in den Medien, Ernährungspläne, Werbung für Light-Produkte, Fertigprodukte usw. können dich niemals gesund machen.

Aus den vorliegenden Gründen gibt es keine Alternative zu **„g´scheit essen"**, wenn jemandem seine Gesundheit wichtig ist.

Im Kapitel 6 liest du, wie du essen kannst, damit dich dein Organismus gesund hält. In den Kapiteln 7 bis 14 werden Wege aufgezeigt, wie du Ernährungsfallen erkennst und nicht mehr in ungesunde Gewohnheitsfallen zurück fällst.

Denken ohne „Nachzudenken" bedeutet, sich auf die Intelligenz anderer zu verlassen; was dabei für jeden einzelnen herauskommt, zeigen die Infos in den ersten beiden Kapiteln.

Bewusst oder unbewusst entsteht dadurch im Organismus Stress, der der Auslöser dafür ist, dass die Einnahme von Antidepressiva in 10 Jahren um ein paar hundert Prozent gestiegen ist.

Werden die Zellen über Jahre hinweg mit dem Essen vergewaltigt, (Nährstoffe, die nicht verarbeitet werden können) gibt es keine mildernden Umstände.

Die Strafe ist jedem sicher, der gegen ein elementares Naturgesetz verstößt; da hilft leider auch kein Beten.

Das Gegenmittel ist rezeptfrei und wirksam:
- **„Liebe dich selbst und sorge dafür, dass es deinen Zellen gut geht!"**
- **„Iss nicht das, was die meisten essen!"**
- **„Höre auf dein Herz!"**

Kapitel 3

Gesundheitsförderung & Ernährungsberatung für Unternehmer/innen & Mitarbeiter/innen

...in der Sprache der Empfänger/innen

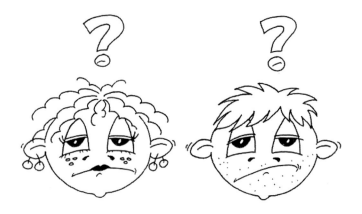

Glaub nicht alles, was du denkst!
Wer nicht krank ist, ist noch lange nicht gesund

Speziell die tragenden Säulen der Wirtschaft - kleine und mittlere Unternehmen - würden eine neue Aufbruchsstimmung erleben, wenn nicht 3 von 4 Mitarbeiter/innen viele unnötige Stunden mit Warten in einer Arztpraxis verbringen würden (lt. WHO haben 75% aller Krankheiten eine ernährungsbedingte Ursache).

Unternehmen investieren in perfekte Businesspläne, eine „schlanke" Unternehmensorganisation, Produkte werden laufend verbessert, das Marketing wird stetig perfektioniert und es wird stets nach neuen Geschäftsfeldern gesucht.

Das wichtigste Kapital eines Unternehmens sind deren Mitarbeiter/innen; soweit die allseits verkündete Theorie.

Warum werden aber bei der betrieblichen Gesundheitsförderung Unsummen für eine erwiesener Maßen seit Jahren untaugliche Vorgangsweise ausgegeben?

Hier kommt eine Krankheit zutage, an der auch führende Unternehmerpersönlichkeiten leiden – sie denken, davon verstehe ich nichts und verlassen sich lieber auf die Intelligenz Anderer, anstatt ihrem gesunden Hausverstand zu folgen.

Mit Sportevents und einigen finanziellen Anreizen für ein gesünderes Leben wird nur an der Oberfläche „gekratzt".

Obwohl seit vielen Jahren viel Geld und Energie in der betrieblichen Gesundheitsförderung aufgewendet wird, konnte mit allen diesen Bemühungen keine signifikante Trendumkehr in der Ernährungs-, Übergewichts- und Gesundheitsmisere erreicht werden.

Die derzeitige Vorgangsweise, bei der auf alle möglichen

Untersuchungen und Therapien und die neuesten Erkenntnisse der Ernährungswissenschaften gesetzt wird, bringt lediglich einem kleinen, verschwindend geringen Anteil der Teilnehmer/innen eine nachhaltige Verbesserung ihrer Situation.

Bei weit mehr als 90% der Teilnehmer/innen verpuffen diese Anstrengungen wirkungslos; es bleibt alles so, wie es immer war.

Warum ist das so? Die derzeitige Ernährungsberatung bedeutet für die meisten Menschen eine Einschränkung ihrer liebgewordenen Lebens- und Essensgewohnheiten; das funktioniert bei keinem Menschen auf Dauer.

Auch nicht der teuerste Bürosessel kann etwas bewirken, wenn sich die Bandscheiben wegen Nährstoffmüll in den Zellen nicht mehr regelmäßig erneuern können, so wie es die Natur vorgesehen hätte.

„Iss g´scheit oder stirb dumm" beschreibt Ansatzpunkte, sofort aktiv zu werden, damit das Immunsystem und die Selbstheilungskräfte des Organismus völlig selbsttätig aktiv werden und zu einem neuen Lebensgefühl führen.

Wer sich beim Essen auf die Intelligenz anderer Menschen verlässt, gibt seine Eigenständigkeit ab und verliert seine natürliche Intuition durch unbemerkte Manipulation. Ein fataler Irrtum, der sich auf die gesamte Wirtschaftskraft eines Landes auswirkt.

Wie sollen steuerliche Vorteile für eine/n Unternehmer/in richtig zum Tragen kommen, wenn die Kreativität der Unternehmer/innen und ihre/seine körperliche Energie durch Nährstoffablagerungen im Gehirn und im gesamten Organismus bereits stark eingeschränkt ist?

Bevor eine ernährungsbedingte Krankheit in Erscheinung tritt, vergehen oftmals Jahre, in denen der Organismus unbemerkt versucht, die Dummheiten beim Essen auszugleichen.

Ein Großteil der körperlichen Energie geht bereits damit verloren; es fehlt die Kraft, Neues anzupacken.

Älteren Unternehmern/innen wird auch gesagt „Pass auf, du bist nicht mehr die/der Jüngste". Wie ich heute weiß, ist die Empfehlung, „du musst halt kürzer treten" so ziemlich die dümmste Empfehlung, die ich im Laufe meiner Krankheiten gehört habe.

Wer nicht krank ist, ist deshalb noch lange nicht gesund! Gesundheit ist bekanntlich viel mehr als nur die Abwesenheit von Krankheit.

Der geplante Bürokratieabbau der österreichischen Regierung ist zwar richtig und wichtig, wird aber der kränkelnden Wirtschaft keinen spürbaren Aufschub verleihen, solange die ernährungsbedingten Gesundheitsprobleme der Unternehmer/innen und deren Mitarbeiter/innen bestehen bleiben.

Die betriebliche Gesundheitsförderung und die Ernährungsberatung benötigen einen neuen Ansatz, damit sich ein Umdenken beim Thema Essen innerhalb von 3 bis 5 Jahren in der gesamten Bevölkerung durchsetzt.

Übergewicht und „**dummes Essen**" mit den damit verbundenen gesundheitlichen Problemen ist nicht nur „eine Arme-Leute-Krankheit".

Dies sieht man mehr als deutlich, wenn man sich Menschen aus Politik und Wirtschaft anschaut, die in der Öffentlichkeit stehen. Angefangen bei führenden Politiker/innen, durch alle Gesellschaftsschichten hindurch, jede Menge gebildete Menschen, die einfach nur „dumme Esser/innen" sind.

Bei vielen Regierungsmitgliedern sieht man es sofort, dass sie nur noch vollgepumpt mit Medikamenten ihrem Beruf nachkommen können; sie haben nicht die geringste Ahnung davon, welches Leid sie sich selbst täglich antun.

Kein Mensch benötigt für seinen ureigensten Wunsch „**g´sund bleiben**" einen finanziellen Anreiz. Dieses kranke Denken der Sozialversicherungen zeigt ihre Orientierungslosigkeit bei dem aktuellen Ernährungs-, Übergewichts- und Gesundheitsdilemma auf.

Ein Team ehemaliger Übergewichtiger, die den in diesem Buch beschriebenen Weg erfolgreich gegangen sind, geschult im Vortragen von Inhalten, die diese in der

Sprache der Empfänger/innen vortragen können, wäre ein erster Anfang, um die stetig steigenden Sozialausgaben des Staates einzudämmen.

Erst dadurch könnte dann eine spürbare, steuerliche Entlastung für die gesamte Wirtschaft realisiert werden.

Eine mediale Unterstützung der Gesundheitsbehörden, die nach allen Regeln des Neuro-Marketings aufgebaut ist, würde dann eine signifikante Trendumkehr bei dem Ernährungs- und Übergewichtsdilemma herbeiführen.

Ärzte bekämpfen Krankheiten! Sie werden nur für kranke Menschen bezahlt und haben in der betrieblichen Gesundheitsförderung nichts zu suchen.

Wer am derzeitigen System festhält,
Gesundheitsberatung durch Ärzte
&
Ernährungsberatung, die auf Verbote
beim Essen aufbaut,
macht das, was sie/er schon immer gemacht hat und wird das bekommen, was sie/er schon immer bekommen hat – eine „never ending story", die seit 40 Jahren praktiziert wird!

Bist du eine Unternehmerin, ein Unternehmer, die/der das gerade liest und nimmst du dir vor, bei Freunden oder Bekannten in der Politik darauf einzuwirken, dass sich hier etwas ändert, dann vergiss diese Idee sofort wieder.

In allen führenden Positionen in der Politik sitzen Medizinerinnen und Mediziner, die es nicht zulassen, dass der Staat ein gesundes Volk bekommt.

Du wirst außer einigen inhaltslosen Zusagen nichts erreichen und es mit großer Wahrscheinlichkeit nicht mehr selbst erleben; ich habe es drei Jahre lang versucht. Nur wenn du in deinem eigenen Umfeld selbst aktiv wirst, kannst du etwas für dein Unternehmen und für deine Kinder erreichen.

Bist du ein/e Angestellte/r, lass dich nicht länger von der Regierung für dumm verkaufen. Jede Steuererleichterung, wie z.B. die Abschaffung der kalten Progression, geht immer zu Lasten der Arbeitnehmer/innen.

Der Staat hat Schulden und muss diese Steuererleichterung dadurch finanzieren, indem er der Wirtschaft dieses Geld wegnimmt.

Die Folgen: Unternehmen wandern ins Ausland ab, die Arbeitslosigkeit steigt, die Preise für die Produkte und Angebote steigen ebenfalls, und im Endeffekt bleibt weniger Geld für die Arbeitnehmer/innen.

Wer sich diese Beruhigungspillen verordnen lässt und danach diese Partei wieder wählt, tut sich selber nichts Gutes.

Willst du für dich und deine Kinder etwas Nachhaltiges erreichen, wird das nur möglich werden, wenn du bei jeder sich bietenden Gelegenheit auf das derzeit bestehende **Krankheitssystem** hinweist. Damit kann in den nächsten Jahren/Jahrzehnten ein Umdenken und eine Trendumkehr erreicht werden.

Geschieht das nicht und werden in den nächsten 13 Jahren die Sozialausgaben des Staates wieder um 300% steigen, geht das dann natürlich im Endeffekt wieder zu 100% zu Lasten der Arbeitnehmer/innen!

Spätestens zu diesem Zeitpunkt werden sich auch die Krankenversicherungen überlegen müssen, ob sie weiterhin die Kosten tragen wollen, die Menschen auf Grund **ihrer grob fahrlässigen Ernährung** selbst verursachen. Der Ausschluss aus der Krankenversicherung für diese Menschen wird wohl eines Tages im Raum stehen!

„**Iss g´scheit**", damit du nicht zu der großen Mehrheit gehörst, die das Sozialsystem des Staates durch „**dummes Essen**" belasten.

Wenn es sich der Staat leisten kann, ohne neue Schulden und ohne neue Belastungen für die Unternehmen, die Lohnnebenkosten zu senken, sehen Unternehmer/innen wieder einen Sinn darin, neue Arbeitsplätze zu schaffen.

Kapitel 4

Das Selbstbewusstsein stärken und Dinge machen, die dich weiter bringen

Damit die „Liebe zum Essen" nicht zum Alptraum wird. Wie mache ich aus dem Mist der Vergangenheit einen Dünger für die Zukunft?

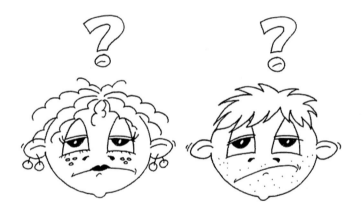

Willst du etwas anders machen?
Jede Verbesserung beginnt damit,
das bisherige Denken zu hinterfragen!

Willst du nicht länger das bekommen, was du schon immer bekommen hast,
- warten beim Arzt
- warten im Krankenhaus

- Geld ausgeben für Medikamente
- Geld ausgeben für Nahrungsergänzungen
- Geld ausgeben für unwirksame Diäten
- Geld ausgeben für Therapien

höre auf, Dinge zu tun, die dich schon bisher nicht zum Erfolg geführt haben.

Es macht keinen Sinn, weiterhin neue Diäten auszuprobieren, bei jeder Mahlzeit Kalorien zu zählen oder deine Gedanken mit Verboten zu quälen, wenn dich das schon bisher nicht weiter gebracht hat.

Nur wer mit diesem Unfug endgültig abschließt und auf seinen Hausverstand vertraut, hat eine reelle Chance, fit, schlank und gesund zu werden und zu bleiben.

Im Laufe von ein paar Jahrzehnten habe ich rd. ein Dutzend Fastenkuren durchprobiert. Bei verschiedenen Kuraufenthalten, bei denen ich stets auch auf die Kenntnisse der Ernährungswissenschaftler/innen gesetzt hatte, versuchte ich das in Beratungen und Vorträgen Gelernte in der täglichen Praxis umzusetzen.

Das ging meist nur kurze Zeit gut, bis ich immer wieder in meine früheren Gewohnheiten zurück fiel.

So war mein Leben geprägt von einem ständigen Auf und Ab, mit all den unangenehmen Krankheitserscheinungen.

Bei meinen Recherchen wurde mir schlussendlich das

große Übel bewusst, dass sich die Menschen im Trubel des Alltags zu sehr auf die Intelligenz anderer Menschen verlassen, anstatt innezuhalten und die Mühe aufwenden, für sich selber einen individuellen Weg zu finden.

Die meisten denken, „wenn jemand Ernährungswissenschaften studiert hat, wird sie/er das schon besser wissen als ich". Sie halten sich an teuer bezahlte Ernährungspläne und denken gar nicht daran, dass das nicht funktionieren kann.

Wenn sie dann nach einiger Zeit feststellen, dass es ihnen nicht gut tut, nach dem Plan eines anderen Menschen zu essen, wenden sie sich ab und versuchen eine Diät, von der sie gelesen haben, dass dies eine sichere Methode ist, die auch durch eine wissenschaftliche Expertise bestätigt wurde.

Die bestellten und bezahlten Expertisen sind meist so clever formuliert, dass man die Ersteller/innen nicht wegen Betrug belangen kann.

Der Misserfolg jeder Diät beginnt bereits beim Wort DIÄT; in den letzten 50 Jahren hat sich noch keine einzige Diät durchgesetzt. Diäten haben die Menschen immer nur noch in größere Frustrationen gestürzt und dazu beigetragen, dass wir heute in dieser Übergewichts- und Gesundheitsmisere leben.

Nachdem Ernährungspläne und Diäten nicht zum Erfolg führen, versuchen viele mit diversen Hilfsmitteln wie

Schlankheitsdrinks oder Nahrungsergänzungsprodukten zum Erfolg zu kommen.
- **Hast du das schon einmal versucht?**
- **Was hat es dir gebracht?**
- **Wie lange hast du dabei durchgehalten?**

Die meisten Übergewichtigen mit gesundheitlichen Problemen geben hier jedes Jahr Unsummen aus, bis sie feststellen, dass sie damit nicht weiter kommen und diese Hilfsmittel wieder absetzen.

Sie steigen um und setzen verstärkt auf LIGHT Produkte. Light Produkte haben meist weniger Fett, aber umso mehr Industriezucker.

Mit den Light Produkten tappen sie in eine absolut sicher krank machende Falle. Wer genauer wissen möchte, was Industriezucker im Organismus anrichtet, soll sich den Film „Voll Verzuckert" ansehen.

Nachdem nun auch TV-Kochsendungen und unseriöse Empfehlungen in Zeitungen und Zeitschriften nicht zu einem gesunden Normalgewicht führen, wenden sich viele Leidgeprüfte Selbsthilfegruppen zu, gehen zur Hypnosetherapie oder machen eine Psychotherapie.

Sie wenden viele Energie und Geld auf, und werden am Ende feststellen, dass sie nicht wirklich zufrieden und glücklich sein können mit dem Erreichten.

Mir ist es viele Jahre so ergangen, wie du das vielleicht

auch schon erlebt hast oder gerade durchmachst.

Arztbesuche, Medikamente, Therapien, Kuraufenthalte, Gespräche mit Ernährungswissenschaftler/innen, Heilfasten, FXM-Kur, Saftfasten, F.d.H., Algentabletten, Entschlackungskuren, Tabletten, die den Grundumsatz erhöhen, Nahrungsergänzungsprodukte, allerlei Trinkkuren, Obsttage, Salatwochen und vieles andere mehr.

Stets habe ich die Empfehlungen von Ernährungsberater/innen Wochen und Monate umgesetzt, bis ich dann immer wieder völlig frustriert aufgegeben habe. 25 kg Übergewicht und jede Menge gesundheitlicher Probleme waren der Auslöser dafür, mich mit den Themen Übergewicht, Gesundheit und Krankheit intensiv auseinander zu setzen.

Dabei habe ich einen Weg gefunden und an mir selbst ausprobiert, durch den ich mein Übergewicht ohne Verbote beim Essen losgeworden bin und dieses Gewicht ohne Jo-Jo-Effekt seit Jahren ohne Probleme halte.

Um die Auswirkungen und die schmerzlichen Folgen von „dumm essen" verstehen zu können, musst du nicht Medizin studiert haben. Du musst auch keine besonderen ernährungswissenschaftlichen Kenntnisse haben.

Dieses Buch wirft nicht herum mit medizinischen Fachausdrücken, Ernährungstabellen, Kalorien zählen oder Empfehlungen für sinnlose Diäten. Konzentriere dich auf deinen Hausverstand und denke über jene Fragen nach, die in diesem Buch gestellt werden.

Alle wollen essen, was ihnen schmeckt; keine Frage, auch ich wollte das, habe aber jahrelang nicht durchschaut, dass die „Food-Designer" der Lebensmittelkonzerne Produkte mit Aromen, Geschmacksverstärkern und Bindemittel versehen und so lange daran herum experimentieren, bis sie meinen Geschmack treffen.

Diese Nahrung ist dann ernährungsphysiologisch meist völlig wertlos und ein Fremdkörper für unseren Organismus, der sich über viele Millionen Jahre hinweg gebildet hat, als es diese Substanzen noch nicht gegeben hat.

Sollte ein Gesundheitssystem nicht die Pflicht haben, derartige Lebensmitteln und Zusatzstoffe zu verbieten?

Es beginnt mit Nachdenken an der Basis.

Ich habe mich gefragt, warum meine Nacken- und Schulterschmerzen trotz 20 Physiotherapien nicht besser geworden sind. Mein Empfinden sagte mir, dass es nicht mit meinem Beruf und der sitzenden Tätigkeit zusammenhängen konnte.

Auch die Aussagen „sie sind ja nicht mehr der Jüngste" und ich müsse „mich schonen", empfand ich als Blödsinn; warum dies so ist, wird in Kapitel 6 klar.

Andere gehen mit 80 Jahren noch auf einen Dreitausender und ich sollte mich mit 55 Jahren schonen. Dieses

Denken hat mein Hausverstand nicht zugelassen; es kann nicht sein, dass ich ausgesucht wurde, um für den Rest des Lebens gequält zu werden.

Dauernde Schmerzen in beiden Hüften, eine Schulteroperation, nach der ich noch größere Schmerzen hatte als vorher und ein schwerer, viertgradiger Meniskusschaden im linken Knie, haben den Ausschlag gegeben, dass ich mich intensiv mit Gesundheit und Krankheit beschäftigt habe.

Bei meinen Recherchen wurde mir bewusst, dass meine Lebensenergie in jeder Zelle meines Körpers, in den mikroskopisch kleinen Mitochondrien, erzeugt wird.

Wo das Leben beginnt!
&
Wo das Sterben beginnt!

Jede Zelle hat eine Größe, die rd. 200 Mal kleiner ist als ein Stecknadelkopf; mit freiem Auge nicht mehr sichtbar! In diesen kleinen, unsichtbaren Wunderwerken befinden sich weitere 220 kleine Kraftwerke (die Mitochondrien), die die Lebensenergie produzieren sollen.

Alle durch das Essen zugeführten Nährstoffe kommen in diesen Kraftwerken an und werden als Energiereserve abgelagert, wenn sie nicht zur Energiegewinnung genutzt werden können.

Wird regelmäßig mehr Energie zugeführt als vom Organismus benötigt wird oder werden wertlose Nährstoffe zugeführt, die nicht zur Energieerzeugung geeignet sind, wird alles in den Zellen abgelagert, was nicht ausgeschieden werden kann.

Dadurch wird Wasserstoff und Sauerstoff aus den Zellen verdrängt und das Unheil nimmt seinen Lauf.

Dieser Vorgang betrifft auch schlanke Menschen. Ihr genetisches Programm speichert den Ernährungsmüll nicht als sichtbare Fettspeicher, sondern lagert ihn überwiegend in den Blutgefäßen und an den inneren Organen ab.

Alle Schmerzen sind Signale aus deinen Zellen, wenn sie nicht mehr einwandfrei funktionieren können; sie sind ein Hilfeschrei, wenn sie Probleme haben, dich gesund zu erhalten. Bildlich gesprochen sagen sie zu dir:
„Hilf mir, ich schaffe das nicht mehr alleine!"

Die Natur hat es vorgesehen, dass der Organismus ein paar Kilo Ablagerungen für Notzeiten (Hungersnöte zu Urzeiten) gut regeln kann. Gehen die Ablagerungen im Organismus jedoch über ein bestimmtes Maß hinaus, weiß ich aus eigener Erfahrung, dass damit die ersten gesundheitlichen Probleme beginnen.

Antriebslosigkeit, Müdigkeit und Burnout Syndrome sind erste Anzeichen dafür, die meist nicht auf das falsche Essen zurück geführt werden.

Deine Zellen möchten leben, sie möchten Energie produzieren und sich regelmäßig erneuern. Sind zu viele Ablagerungen in deinen Zellen, befinden sie sich jedoch in einem permanenten Überlebenskampf.

Dies ist ein einfaches Naturgesetz, auf das ich im Laufe von rd. 2 Jahrzehnten von keiner Ärztin und von keinem Arzt oder Ernährungswissenschaftler/in hingewiesen wurde.

Mit „**g´scheit essen**" habe ich ohne „Entzugserscheinungen" mehr als 25 kg abgenommen, und Krankheiten, die trotz ärztlicher Betreuung und Therapien nicht besser geworden sind, haben sich in Luft aufgelöst.

Wie du an die Sache heran gehst, entscheidet über Erfolg oder Misserfolg. Denkst du, dass es schwer ist oder du nur den „inneren Schweinehund" überwinden musst, dann hast du bereits verloren! Mit dieser Denkweise hat noch niemand einen langfristigen Erfolg erzielt.

Niemand muss einen inneren Schweinehund überwinden, wenn seine Zellen im Fluss sind; es zieht dich förmlich hinaus in die freie Natur, du willst dich bewegen und aktiv sein.

Dass dies aber mit 10 kg Übergewicht oder mehr nicht mehr möglich ist, wird dir in Kapitel 6 bewusst.

Wenn deine Gelenkschmerzen trotz Physiotherapie und Tabletten nicht besser werden, hilft es nichts, wenn du stetig die „**Dosis**" erhöhst. Solange nur die Symptome „unterdrückt" werden und die Ursache bestehen bleibt, wird sich nichts ändern.

Denke darüber nach und lass dich von den Ausführungen in Kapitel 6 zu einem neuen Verständnis der Zusammenhänge zwischen dem Aufbau deiner Zellen und der Zusammenstellung deines Essens inspirieren.

Das Buch bietet keine „Nachmach - Diät", es verlangt von dir nur ein Umdenken. Es ist eine praktikable Anleitung, wie du ganz leicht aus dem Ernährungs- und Übergewichtsdilemma herauskommst, und beleuchtet die derzeitige Ernährungs- und Gesundheitsmisere.

In Kapitel 6 gehe ich darauf ein, wie und warum sich viele Menschen täglich nichts ahnend mit dem Essen selber großen Schaden zufügen und wie einfach es ist, dies zu vermeiden.

Fitness und Gesundheit bis ins hohe Alter ist in den meisten Fällen keine gottgegebene Sache; diese Einstellung stammt aus einer Zeit, als die Menschen noch keine Ahnung über die Funktion der menschlichen Zelle hatten.

Ich bin folgenden Fragen nachgegangen:
- Hat ein Staat wirklich ein Gesundheitssystem, wenn immer mehr Menschen krank werden?
- Warum werden immer mehr Menschen übergewichtig, obwohl die Gesundheitsbehörden Millionen für

die Vorbeugung investieren?
- Warum habe ich mich mit biologisch erzeugten Lebensmitteln krank gegessen?
- Wie komme ich aus der Gewohnheitsfalle und aus dem Ernährungs- und Übergewichtsdilemma heraus?

Wie bei allen Dingen im Leben kommt es darauf an, was, du willst und ob du einen Plan hast!

Ich will niemanden von seinem Plan abbringen, von dem er glaubt, der Richtige zu sein. Wenn dieser Plan jedoch nach drei Monaten keine deutliche Verbesserung an seiner Gewichts- oder Gesundheitssituation bringt, kann es nicht der richtige Plan sein – beende ihn schnellstens.

- Willst du ohne Diät deine krankmachenden Fettspeicher loswerden?
- Willst du neue Energie in dir spüren oder macht es dir nichts aus, jedes Monat ein paar Stunden in einer Arztpraxis zu warten?
- Willst du eines Tages ein/e fitte/r OMA/OPA sein oderwillst du ein Wägelchen vor dir her schieben?
- Möchtest du am Morgen frisch und fit aus dem Bett kommen?
- Möchtest du deinen hohen Blutdruck loswerden?
- Möchtest du weiter als 100 Meter laufen, ohne dass dir die Beine wehtun?
- Bist du ein/e Schüler/in, die/der gerne fitter sein möchte?
- Bist du eine Frau oder ein Mann mit einer sitzenden Tätigkeit, die/der in den letzten Jahren stark zuge-

nommen hat?
- Leidest du an sonstigen Beschwerden, die sich trotz guter ärztlicher Betreuung nicht bessern?

Für das Thema „g'scheit essen", gesund bleiben und Abnehmen kommen 3 elementare Naturgesetze zum Tragen.

Das Naturgesetz der Polarität:
Dick & dünn, groß & klein, Gesundheit & Krankheit, aktiv & passiv, Tag & Nacht, gut & böse, arm & reich, Freude & Leid, Glück & Unglück und viele andere Vergleiche zeigen, dass es immer zwei Seiten gibt, die zu akzeptieren sind. Wer schlank sein will und dick sein hasst, wird nie in die richtige Balance kommen, damit das Gesetz der Anziehung wirksam werden kann.

Das Naturgesetz der Anziehung:
Alles, was auf unserem Planeten entstanden ist, muss zuerst einmal im Kopf eines Menschen vorhanden gewesen sein; er muss es anziehen und erreichen wollen, damit die Kreativität und die schöpferische Kraft „das Werk vollendet". Es ist das stärkste Gesetz in unserem Universum.

Deine Gedanken ziehen unweigerlich das an, woran du die meiste Zeit denkst; die wirksamste Frage ist: Was muss ich tun und was sind die nächsten Schritte?
An diesem universellen Gesetz solltest du niemals zweifeln, wenn du gesund und schlank sein willst. Nur dann überkommt dich bei jedem kleinen Etappenziel das gute

Gefühl, auf dem richtigen Weg zu sein.

Denke an diese Kraft deiner Gedanken; ob du glaubst, dass du etwas kannst oder glaubst, es nicht zu können - du hast immer Recht!

Wer kein klares Ziel vor Augen hat, darf sich nicht wundern, wenn er ganz woanders ankommt.

Hier auch gleich ein Hinweis für alle Zweifler/innen, die nun denken: „Das Gesetz der Anziehung hat bei mir noch nie gewirkt." Das kann durchaus der Fall sein, hat aber damit zu tun, dass das dritte Naturgesetz nicht beachtet wurde.

Das dritte Naturgesetz besteht aus der Zusammensetzung der menschlichen Zelle. Auch der stärkste Wunsch nach Schlanksein kann nicht in Erfüllung gehen, wenn du Sachen isst, die im krassen Gegensatz zu dem stehen, was deine Zelle verarbeiten kann.
Diese Zell-Zusammensetzung kann kein Mensch ändern, hat jedoch für jeden Menschen auf diesem Planeten Gültigkeit.

Wie einfach es für dich wird, den hier beschrieben Weg zu gehen und denselben Erfolg zu erreichen, hängt auch davon ab, ob du die zentrale Frage für dich mit „ja" beantworten kannst.

Will ich, dass es meinen Zellen gut geht? Dir kann es niemals gut gehen, wenn es deinen Zellen schlecht geht;

alles andere ist permanenter Selbstbetrug.

Welches Essen gibt mir Energie und welches Essen raubt mir Energie? Nährstoffe, die der Organismus nicht zur Energiegewinnung benötigen kann, sind ab einem bestimmten Maß immer Müll im Körper, egal wie hochwertig die Nahrungsmittel auch sein mögen (Müll im Körper ist immer auch ein Zeugnis von starker Fremdbestimmung).

Das Buch zeigt schonungslos auf, wie sich so viele Menschen selber ins „Grab essen" und wie einfach es ist, dies zu verhindern.

Wer nun denkt, dies sei nur „Angstmache", soll sich einfach einmal die Statistiken über ernährungsbedingte Krankheiten und Todesfälle in der Statistik Austria, dem Statistischen Bundesamt in Deutschland oder bei der Weltgesundheitsorganisation genau ansehen.

Wer bei ersten gesundheitlichen Einschränkungen, wie kalte Füße, Taubheit verschiedener Körperstellen, Potenzproblemen, Verspannungen im Nacken- oder Schulterbereich zu Salben, Medikamenten, Massagen oder sonstigen Therapien greift, macht meines Erachtens beim Versuch, fit zu werden, bereits den ersten Fehler.

Damit werden nur die Symptome zum kurzzeitigen Verschwinden gebracht, die Ursachen dafür bleiben aber im Körper vorhanden. Ich hatte keine Lust mehr, für sinnloses und oberflächliches Zudecken der wahren Ursachen mein Geld zum Fenster hinaus zu werfen.

Laut einer Zeitungsmeldung leiden in Österreich 2 Millionen Menschen an einem Reizdarmsyndrom mit Durchfall, Verstopfung, Blähungen oder Bauchkrämpfen.

Dein Darm rebelliert gegen diesen Müll, den er täglich bekommt, er gibt dir Signale, dass du ihm anderes Essen geben sollst.

Das von der Pharmaindustrie empfohlene Mittel gegen dieses Problem deckt nur das Symptom zu, löst aber nicht die Ursache für das Problem. „**G´scheit essen**" ist so einfach, dass es nichts einfacheres gibt, und es funktioniert bei jedem Menschen, der für sich etwas erreichen will.

Und das Schöne an der Sache ist, dass sich die Investition für dieses Buch bereits beim zweiten Einkauf amortisiert hat.
Warum? …weil dir die denaturierten, überteuerten, toten Nahrungsmittel, die dich ins Grab bringen, nicht mehr schmecken werden.

Du wirst ganz bewusst naturbelassene Lebensmitteln einkaufen und in jener „Dosierung" essen, wie sie deine Zellen problemlos zur Energieerzeugung verarbeiten können.

Nach dem Lesen dieses Buches haben
- Diäten,

- sonstige Verbote beim Essen und
- Kalorien zählen

für dich keine Bedeutung mehr. Diese Maßnahmen stammen aus einer Zeit, als sich viele Menschen (wegen Unkenntnis) noch nicht anders zu helfen wussten.

Wer über die im Buch beschriebenen Naturgesetze nachdenkt, kann das Wort „ABNEHMEN" bereits aus seinem Wortschatz streichen; dein Organismus regelt dein Gewicht vollkommen automatisch!

Aus eigener Erfahrung weiß ich nur zu gut, dass wir meistens erst etwas für unsere Gesundheit tun, wenn wir „am Boden liegen".

Dies ist aber der denkbar schlechteste Zeitpunkt, der dich anfällig macht für unsinnige Ratschläge von unseriösen Geschäftemachern/innen. Ich hoffe, dir dieses Erlebnis ersparen zu können.

Willst du für dich und deine Kinder etwas erreichen, setze dich dafür ein, dass ein echtes Gesundheitssystem entsteht, bei dem es ausschließlich um Krankheitsvermeidung geht,
- ohne Ärzte
- ohne Medikamente
- ohne Diäten
- ohne Ernährungspläne
- ohne Kalorien zählen
- ohne Nahrungsergänzungsprodukte
- ohne Therapien

Wird dieser Gedanke weiter getragen, entsteht im Laufe der Zeit ein kollektives Umdenken, damit eines Tages das derzeitige Krankheitssystem zu einem echten Gesundheitssystem wird.

Zusammenfassung aus Kapitel 4
- Vertraue auf dein eigenes Empfinden
- Höre auf, Dinge zu tun, die dich schon bisher nicht zum Erfolg geführt haben; auch die 50ste Diät wird dir Frust bringen
- Selbstzweifel und Schuldgefühle wie „ich bin nur zu schwach" hindern dich, erfolgreich zu sein
- Der menschliche Organismus ist keine Maschine, und kann nicht damit fitgemacht werden, indem man massenweise Pillen in sich hineinschüttet.
- Willst du, dass es deinen Zellen gut geht?

Kapitel 5

Warum Diäten, F.d.H. und Kalorien zählen nicht funktionieren können

Wie viele Diäten hast du schon ausprobiert und wieder erfolglos abgebrochen?

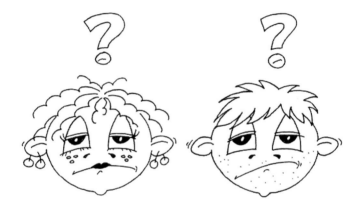

Dein Organismus ist gescheiter als jede Diät!
Diäten haben noch nie langfristig funktioniert.

Wenn es hunderte Diäten gibt, ist es das sicherste Zeichen dafür, dass keine funktioniert!

Unzählige Diäten versprechen alle unmöglichen Wunder, und regelmäßig werden neue Wundermittel erfunden, die beim Abnehmen helfen sollen.

Eine Diät bedeutet immer einen ganz bewussten Verzicht auf bestimmte, liebgewonnene Lebensmittel. Dieser Verzicht hinterlässt im Unterbewusstsein einen Mangel, den noch nie jemand auf Dauer durchgehalten hat.

Sieht jemand ein schönes Stück Torte, das sie/er immer gerne gegessen hat und nun nicht mehr essen darf, ist dieser Verzichtsschmerz sofort im Bewusstsein präsent. Verbote bedeuten eine ständige Einschränkung der persönlichen Freiheit.

Dieser Verzicht kostet Kraft, die bei den meisten Menschen nach einiger Zeit nicht mehr vorhanden ist, weil sie diese Entbehrungen nicht mehr ertragen wollen.

Auch bei Bemühungen, sich anfangs noch an die Diät zu halten, verstärkt sich mit der Zeit der Unmut. Niemand will sich durch eine Diät die Lebensweise vorschreiben lassen.

Bald findet sich der Mensch wieder am Anfang und denkt erst über die nächste Diät nach, wenn sie/er wieder einmal über das ursprüngliche Gewicht hinaus geschossen ist.

So dreht sich der Kreis jahrzehntelang; so habe ich es selbst erlebt. Auch eine Ernährungsumstellung, bei der man die Zutaten genau abgewogen hat und die Kalorien ausrechnet werden, ist von Anfang an zum Scheitern verurteilt.

Begegnet dir ein/e Ernährungsberater/in, die/der denkt, dass sich der menschliche Organismus mit Kalorientabellen oder Essenszeiten berechnen lässt, kannst du davon ausgehen, dass sie/er eine Ernährungsempfehlung vertritt, die seit Jahrzehnten nicht funktioniert.

Wer nicht darauf achtet, welche Atome er für die Energieproduktion in seiner Zelle braucht, kann sich mit jeder Diät „zumüllen"; das gilt auch für „F.d.H." wenn jemand seinem Körper die „falsche Hälfte" gibt.

Es geht nicht ums Verzichten, sondern ausschließlich darum, was deine Zellen benötigen, damit dein Organismus richtig funktionieren kann und frisch, fit und munter bleibt.

Der Gedanke, dass man lediglich wissenschaftlich aufbereitete Ernährungsanleitungen befolgen müsse, funktioniert nicht. Gesundheit, Wohlbefinden und Abnehmen lassen sich meines Erachtens nicht mit dem Zählen von Kalorien managen.

Der Mensch ist ein Organismus mit einem genetischen Gedächtnis, das über Jahrmillionen entstanden ist und der auch mit weniger als 1000 Kalorien pro Tag auskommen kann, ohne abzunehmen.

Bei verminderter Kalorienzufuhr wird der Grundumsatz gesenkt, der Abnehmerfolg lässt dadurch zu wünschen übrig, und du hast die Diät schon bald „satt".

Alles, was in der Ernährung mit Verboten belegt ist, geht am natürlichen Rhythmus des Menschen vorbei und wird nach einiger Zeit wieder eingestellt.

Die Folge ist, dass sich still und leise jede Menge Ablagerungen im Organismus bilden, die auch mich schließlich auf den Operationstisch gebracht haben und dies trotz Bio-Ernährung!

Ich habe alle „Kalorienzähl-Tabellen" und Rezepte entsorgt, denn sie haben mir langfristig nicht zu einem gesunden Leben verholfen.

Die schlechte Gesundheitssituation so vieler Menschen zeigt, dass die Forschungen der Ernährungswissenschaftler/innen erst dann wirklich wirksam werden können, wenn mit der Aufklärungsarbeit an der Ausgangsbasis begonnen wird.

Hast du dich der Trennkost oder der Fünf-Elemente-Ernährung verschrieben, weil du das Gefühl hast, dass dir das gut tut, dann kann das ein trügerisches Gefühl sein, wenn sich dabei dein Übergewicht nicht automatisch reduziert.

Obwohl es so viele Übergewichtige gibt, die auch unter ihrem Gewicht leiden, gehen die meisten bisherigen Ernährungsempfehlungen ins Leere, da sie in der Regel auf Verzicht ausgelegt sind.

Die Natur und das Leben selbst sind aber auf Fülle ausgerichtet; niemand will beim Essen ständig auf etwas verzichten!

Diese Verzichtsempfehlungen sind eine riesengroße Psychofalle, der auch ich jahrelang aufgesessen bin. Ich habe mich nicht damit abgefunden und einen praktikablen und gangbaren Weg gefunden, den jeder Mensch ebenfalls ausprobieren kann.

Bleiben die Atome in deinem Körper/in deinen Zellen in der Balance, regelt dein Organismus alles selbst, und Krankheiten haben keine Chance mehr.

Dein Immunsystem wird mit fast jedem Eindringling fertig; mehr musst du da gar nicht tun!

Wenn du alle Infos gelesen hast, wirst du zur Überzeugung kommen, dass dies wirklich einfach und kinderleicht geht. Du brauchst dazu auch kein Mathematikgenie werden.

Es reicht, wenn du mit der „Daumen x Pi-Methode" beginnst. Beobachte dich einmal einen Monat lang.

Schließe Frieden mit deiner Waage und betrachte sie nicht als Schreckgespenst. Stelle dich täglich auf die Waage und sie ist eine treue Dienerin, die dir täglich sagt, wie es deinen Zellen geht.

Die Informationen in Kapitel 6 werden dir bewusst machen, dass täglich Wurst- oder Käsebrote zur Jause keine

Kraft und Energie geben können, wenn du bereits mehr als genug Eiweiß- und Fettspeicher in deinem Körper angelegt hast.

Durch Übung wird deine Einschätzung im Laufe der Zeit immer präziser. Mach' dir nicht den Druck, etwas perfekt machen zu müssen. Dies ist bei allen Diäten und Ernährungsempfehlungen ein weiterer Schritt zum Scheitern.

Ich habe mit dieser Methode begonnen, weil ich mir nicht den Zwang auferlegen wollte, das Essen abzuwiegen oder Kalorien zu zählen.

Die ersten Erfolge werden dich motivieren, das Essen noch bewusster zu genießen. Deine Intuition wird Schritt für Schritt immer besser, und du siehst das Ganze als Spiel, das du gewinnen wirst. Nicht mit dem Gedanken „vielleicht schaffe ich es", sondern mit der festen Überzeugung, dass es nur eine Frage der Zeit ist.

Daran gibt es für dich nicht den geringsten Zweifel, wenn es dir wichtig ist, deine überflüssigen Ablagerungen im Körper abzubauen, die deine Zellen daran hindern, richtig zu funktionieren.

Das Abnehmen ist nur noch ein angenehmer Nebeneffekt. Glaub es mir nicht, sondern probiere es aus!

Abgesehen von dem eingangs beschriebenen Psychostress ist eine Diät immer ein Rechenbeispiel. Diätenerfinder/innen haben sich da ein Rechenbeispiel ausgedacht und in den letzten Jahrzehnten klar bewiesen, dass der menschliche Organismus nicht mit Kalorien berechnet werden kann.

Immer wieder geben sich so genannte Ernährungsexperten und Ärzte dafür her, unseriösen Geschäftemachern/innen zweifelhafte Expertisen auszustellen, die beweisen sollen, dass es sich nun um die Wunderdiät handelt, die das Abnehmen ganz einfach macht. Wenn du dir weiterhin mit leeren Versprechungen das Geld aus der Tasche ziehen lässt, ist das deine Sache – siehe Buchtitel.

Bei einem 14-tägigen Bio-Urlaub ließ ich mich freiwillig auf 1.000 Kalorien/Tag setzen. Ich machte täglich 2-3 Stunden Bewegung (Rad fahren, wandern, schwimmen) und hatte nach 2 Wochen nur 1 kg abgenommen.

Warum war das so? Wenn du Kalorien einsparst, erwacht dein genetisches Gedächtnis, der Organismus passt sich an und kommt schon nach drei Tagen mit der geringeren Kalorienanzahl aus.

Außerdem wiegt die neu aufgebaute Muskelmasse mehr als das abgebaute Fett. Die ganze Plagerei ist sinnlos. Du kannst auch mit 1.500 Kalorien abnehmen, wenn du deinen Zellen Nahrung in der richtigen prozentuellen Zusammensetzung gibst.

Es geht nicht ums Verzichten, sondern ausschließlich

darum, welche Nahrung deine Zellen optimal verarbeiten können. Wenn du es zulässt, dass die Werbung deine Essgewohnheiten bestimmt, wird es für dich meist schmerzvolle Folgen haben.

Wenn du nur an die zwei Elemente in deiner Zelle im nächsten Kapitel denkst, musst du nie mehr an eine Diät denken. Sie sind der Schlüssel dafür, dass deine Zellen glücklich sein können.

Da wird dir bewusst werden, dass Menschen mit sichtbaren Fettpolstern eigentlich am Verhungern sind; genauer gesagt, ihre Körperzellen sind am Ersticken.

Frag dich doch einmal selbst, ob dir eine Nahrungsumstellung auf „Light-Produkte" jemals einen Abnehmerfolg gebracht hat. Mit ziemlicher Sicherheit musst du das verneinen. In „Light-Produkten" ist oft sogar mehr Industriezucker enthalten als in den Standardprodukten.

„Light-Produkte" mit weniger Fett und weniger Zucker sind eine reine Werbestrategie, damit du das Produkt kaufst; Süßstoff wird auch in der Tiermast zur Appetitanregung der Tiere verwendet. Hast du noch Fragen?

Die derzeitige Strategie der Gesundheitsbehörden fördert die Unmündigkeit beim Thema Gesundheit, indem sie Angst bei den Menschen erzeugt.

Diesen Umstand machen sich Diätenerfinder/innen zu Nutze, indem sie in der Werbung für eine bestimmte

Diät stets die verschiedensten Ängste weiter schüren.
- Angst, etwas Verbotenes zu essen!
- Angst, etwas falsch zu machen!
- Angst, vor Krankheiten!
- Angst, etwas zu versäumen!
- …und viele andere mehr!

Das angeknackste Selbstvertrauen vieler Menschen veranlasst sie, jede noch so dumme Expertise von Werbestrategen für bare Münze zu nehmen.

Willst du Erfolg haben, höre auf, Dinge zu tun, die nicht funktionieren!

Ob beim Essen oder bei der Gesundheit, die Manipulation der Menschen hat bereits derart subtile Formen angenommen, die nur noch dann durchschaut werden können, wenn man sich die Zeit nimmt, intensiv darüber nachzudenken.

Bereits im Jahre 1985 habe ich mich mit gesunder Ernährung beschäftigt und nach Mitteln und Wegen gesucht, mein Übergewicht dauerhaft unter Kontrolle zu bringen.

Mehrere Aufenthalte in Gesundheitshotels und unzählige Gespräche mit Ernährungsexpert/innen brachten mir zwar immer wieder jede Menge neues Wissen, aber nie den entscheidenden Hinweis, wie ich ohne Jo-Jo-Effekt essen kann.
Mit den Medieninformationen am laufenden Band über Krankheiten werden die Menschen immer noch mehr

verwirrt und die Werbung für Medikamente treibt viele Menschen in die totale Unmündigkeit.

Nur so konnte es passieren, dass so viele Menschen ihren treuesten Diener (ihren Körper) in der Apotheke und in der Arztpraxis abgegeben haben.

Denkst du, wie so viele andere auch, dass dein Körper eine eigenständige Einheit ist, von der du nichts verstehst, da du das nicht studiert hast?

Die Aufrufe in den Medien, „dies und das" untersuchen zu lassen, weil „99.000" gefährliche Krankheitsbeispiele angeführt werden, erzeugen Angst. Angst macht mobil und veranlasst uns, das zu tun, was andere von uns wollen.

Wenn kein genetischer Defekt vorliegt, haben diese Aufrufe nur für jene Menschen eine gewisse Berechtigung, die sich über Jahre hinweg von einer denaturierten, wertlosen Industrienahrung ernährt haben.

Der Ernährungsmüll im Organismus blockiert ihre Zellen und verhindert, dass das Immunsystem Krankheitserreger richtig bekämpfen kann.

Denkst du, Krankheiten seien normal? Ja, das habe ich lange Zeit auch gedacht! Wie dieses perverse Denken entstanden ist, wird dir bewusst, wenn du das nächste Kapitel gelesen hast. Die Gesundheitsvorsorge und Ernährungsberatung, wie sie derzeit praktiziert wird, können die meisten Menschen in der täglichen Praxis nicht umsetzen, weil sie eine dauernde Einschränkung in ihrer Selbstbestimmung darstellt.

Dadurch sind mehr als die Hälfte der Menschen in Österreich, Deutschland und Europa frustriert, oft krank und nicht mehr kreativ oder leistungsfähig; sie haben sich bereits aufgegeben und leben diesbezüglich in stummer Verzweiflung.

Aufgrund der Medieninformationen glaubt ein Großteil der Menschen inzwischen, dass sie selbst ohnehin nichts machen können, und Gesundheit von außen mit Tabletten, Spritzen, Infusionen, Cremen, Salben, Massagen oder Therapien zugeführt werden kann.

Sie klammern sich an die Empfehlungen von „Ernährungsexperten/innen" und „Therapeuten/innen", die massenweise DVDs, Zeitschriften und Hörbücher anbieten, die mit dem Unfug „Schlank im Schlaf" oder ähnlichem Unsinn werben, und die Menschen in die Frustration treiben.

Das alles kann nicht wirken, wenn nicht gleichzeitig auch darauf geschaut wird, welche Nährstoffe in welcher „**Dosis**" die Zelle/dein Organismus in Energie umwandeln kann.

So zu essen, dass man fit und gesund bleibt, ist so einfach, dass es schon an grobe Fahrlässigkeit grenzt, wenn jemand wegen seines hohen Blutdrucks laufend Tabletten einnehmen muss oder einen Schlaganfall oder Herzinfarkt erleidet. Diese Krankheiten werden in mehr als 90% der Fälle von den Menschen selbst, durch „**dummes Essen**", verursacht.

Dieses ständige Bekämpfen der Symptome lässt die Krankheitskosten ins Unermessliche steigen, parallel dazu werden die Versicherungsbeiträge ständig angehoben, und der volkswirtschaftliche Schaden ist beträchtlich.

Jede Krankheit entsteht in der kleinsten Einheit im menschlichen Organismus – in der Zelle. Wenn deine Zelle mit dem Essen Nährstoffe bekommt, die sie nicht verarbeiten kann, werden diese in deinen Zellen abgelagert und blockieren deinen Zellstoffwechsel. Es wird eine Kettenreaktion ausgelöst, die zu allen möglichen Symptomen und Krankheiten führt; kein Medikament kann diese Ursache beseitigen, sondern nur lindern.

Wenn du wirklich willst, kannst du den Symptomen und Krankheiten auf den Grund gehen. Die Zeiten der „Angstmache" und Verbote beim Essen können für dich ein für alle Mal vorbei sein.

Du kannst dir alles gönnen was dein Herz begehrt, und hast einen guten Grund dich darüber zu freuen; achte einfach auf die zwei wichtigen Elemente (3% & 16%), die im Kapitel 6 über die Zelle beschrieben werden.

Auf Grund der vielfältigen und verwirrenden Informationen hinsichtlich dessen, was du machen kannst, um dein Gewicht unter Kontrolle zu halten, probierst du Sachen aus, die bei anderen gut funktioniert haben. Du stolperst damit in die nächste Falle und gibst nach einer gewissen Zeit mit einem neuen Fehlschlag wieder auf.

Der Aufbau der menschlichen Zelle ist zwar bei allen Menschen gleich, der Ablauf des genetischen Programms jedoch bei jedem Menschen verschieden.

Die Ernährungswissenschaften konnten in den letzten 50 Jahren seit ihrem Bestehen, für die meisten Menschen keine Verbesserung der Lebensqualität erreichen.

Sie können lediglich ein nützlicher Informationskanal über Inhaltsstoffe von Produkten sein, damit sich interessierte Menschen besser über ihre bevorzugten Speisen orientieren können.

Wer sein Essen nach den Rezepten und Ernährungsplänen von Ernährungsberater/innen ausrichtet, gibt die Verantwortung für seinen treuesten Diener – seinen Körper – in fremde Hände. Dadurch stumpft das eigene Empfinden ab; man bleibt in einem gefährlichen Kreislauf gefangen.

Diäten, Kalorien zählen und Nahrungsergänzungsprodukte haben noch keinem Menschen zu dauerhafter Fitness und Gesundheit verholfen.
Wenn du dir nicht darüber Gedanken machst, was für dich und nur für dich gut und richtig ist, wirst du in die-

sem Dilemma gefangen bleiben.

Das musst du für dich selbst entscheiden, und das darf dir kein anderer Mensch sagen. Es wird für dich ganz einfach, wenn du dir beim Einkaufen, beim Kochen und beim Essen die folgenden Fragen stellst:
- Liebe ich meinen Körper?
- Liebe ich mich selbst?
- Was gibt mir Energie?
- Was raubt mir Energie?
- Will ich, dass es meinen Zellen gut geht?

Diese Fragen werden im Buch an mehreren Stellen zur Erinnerung eingeblendet.

Stellst du dir diese Fragen nicht, wirst du zu den 75% jener Menschen gehören, deren „Liebe zum Essen" sie ins Pflegeheim gebracht hat, in dem sie unter unwürdigen Bedingungen aufs Sterben warten.

Beim nächsten Kapitel wird dir bewusst, dass die weit verbreitete Meinung, dass dicke Menschen leichter und öfter krank werden, kein Vorurteil, sondern ein Faktum ist. Sie sind schon krank, spüren aber meist nichts, weil ihr Organismus permanent (meistens sogar schmerzlos) darum kämpft, ihre Dummheiten beim Essen „auszubügeln".

Kapitel 6

Wo das Leben beginnt, wo jede Krankheit beginnt, wo das Sterben beginnt

Das Leben beginnt in deiner Zelle
und endet in deiner Zelle

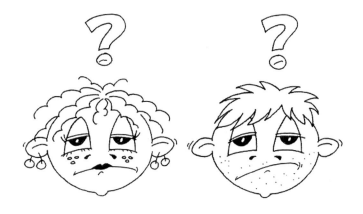

Ärzte geben ihr Bestes, dir Schmerzen zu ersparen, sie haben aber keine Chance dich zu heilen, wenn deine Krankheit durch „**dummes Essen**" verursacht wurde.

Um die folgenden Informationen zu verstehen, benötigt niemand medizinische Vorkenntnisse. Wer die prozentuelle Aufteilung einer Torte nachvollziehen kann, der kann die Tragweite dieser Informationen für sich selbst erkennen.

Diesen Weg kannst du sofort ausprobieren. Dazu musst du niemanden fragen,
- es müssen keine Medikamente genommen werden,
- du musst nichts essen, was dir deine Ärztin oder dein Arzt verboten hat und
- du musst nichts essen, was dir nicht schmeckt.

Ich stelle hier in einfachen Worten bildlich vor, was die Wissenschaft bereits längst festgestellt hat. Bei mir, meiner Frau und bei Freunden hat das bestens funktioniert. Es wird auch bei dir funktionieren, wenn keine genetischen Defekte vorliegen.

Alles, was auf unserer Erde existiert, besteht aus Atomen. Dies gilt auch für den Menschen und seine Zellen. Alles was du einkaufst und isst, besteht ebenfalls aus Atomen.

Deine Zellen haben eine nicht veränderbare Zusammensetzung aus den verschiedensten Atomen. Der Mensch hat je nach Körpergröße zwischen 50 und 100 Billionen Zellen; das sind 50.000 bis 100.000 Milliarde!

Was passiert in den Zellen, wenn du dich nicht dafür interessierst, aus welchen Elementen sich eine menschliche Zelle zusammensetzt?

Werden mit dem Essen Nährstoffe zugeführt, die der Organismus nicht verarbeiten und nicht ausscheiden kann, setzen sie sich in den Zellen ab. Diese nicht verwertbaren Nährstoffe verdrängen lebenswichtigen Sauerstoff und Wasserstoff aus den Zellen. Der Mensch wird müde und energielos und es entsteht eine Blockade in den Zellen. Ausreichend Wasserstoff und Sauerstoff sind aber für einen funktionierenden Zellstoffwechsel lebensnotwendig.

Dieser Vorgang verläuft in der Regel über Jahre hinweg völlig schmerzfrei, da die nicht mehr funktionierenden Zellen Mineralien oder wichtige Mikronährstoffe aus anderen, noch funktionierenden Zellen abziehen; z.B. bei Osteoporose-Patienten.

Irgendwann machen sich aber doch alle möglichen Beschwerden bemerkbar, wo es dann bei einer Untersuchung heißt: „Altersbedingte Abnützungserscheinungen" oder „krank ohne Befund".

So wie jedes Leben in einer Zelle beginnt, so beginnt auch das Sterben in der menschlichen Zelle. Das Sterben kann zwar mit Medikamenten schon weit hinaus gezögert werden, ich hatte dazu aber nicht die geringste Lust, im Alter jene gesundheitlich schlechte Lebensqualität zu haben, wie sie meine Eltern hatten.

Wie gut es deinen Zellen geht, kannst du beispielsweise an folgenden Symptomen feststellen:
- Hast du nach einer Bergwanderung Kopfschmerzen und ist dir übel?
- Bist du oft müde und antriebslos?
- Bist du nach einem Training im Fitnessstudio fix und fertig?

Wenn dies der Fall ist, solltest du auf keinen Fall versuchen, mit Powertraining dein Gewicht zu reduzieren; dies ist ziemlich ungesund und wird in Kapitel 9 beschrieben.

Du kannst alles essen was dir schmeckt, aber abnehmen ohne Diät funktioniert nur, wenn du mit dem Essen jene Nährstoffe in deinen Körper bringst, die die Zellen in Energie umwandeln können. Im Besonderen geht es darum, in welchem Verhältnis die Nährstoffe vorhanden sind.

Jede Ernährungsempfehlung geht ins Leere, wenn die Zelle mit der Nahrung Nährstoffe bekommt, die sie für eine optimale Funktion gar nicht benötigt.

Es spielt dabei keine Rolle, ob dein „Brennstoff" (das Fleisch, die Kohlenhydrate) BIO oder nicht BIO ist. Nicht benötigte Energie wird als unnötiger Ballast überall im Körper abgelagert.

Jede Zelle deines Körpers ist rd. 200 Mal kleiner als ein Stecknadelkopf. In jeder für das menschliche Auge unsichtbaren Zelle befinden sich wiederum rd. 220 mikroskopisch kleine Kraftwerke, die Mitochondrien, die Lebensenergie produzieren sollen.

Wenn diese kleinen Kraftwerke mit Fett- und Eiweißablagerungen blockiert sind, gibst du ihnen keine Chance, das zu tun, wofür sie vorgesehen wären.

Keine Medikamente und keine Nahrungsergänzungsprodukte können hier eine dauerhafte Änderung herbeiführen.

Die folgenden Informationen über die Atom-Gewichte im menschlichen Körper basieren auf Recherchen in ernährungswissenschaftlichen Informationsquellen aus DVDs, Büchern und im Internet.

Diese Prozentwerte können eventuell leicht abweichen (die Werte hinter dem Komma wurden gerundet), es spielt aber für unser Beispiel keine Rolle.

Diese Grafiken geben dir eine Vorstellung davon, was geschieht, wenn du einen Zellbaustein in deinem Körper weit über das benötigte Maß hinaus erhöhst.

Die lebensnotwendigen Bausteine der Zellen sind 4 % Mineralstoff-, 3 % Stickstoff-, 16 % Kohlenstoff- und 77 % Sauerstoff- und Wasserstoffatome.

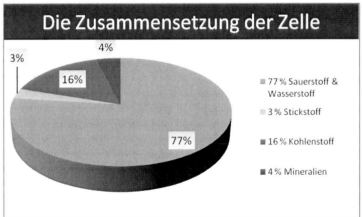

Diese fünf Bestandteile der Zelle sind beim Menschen dafür verantwortlich, ob er bis ins hohe Alter gesund bleibt oder ernährungsbedingt an allen denkbaren Krankheiten leidet.

Was passiert nun, wenn du deinem Körper mit der Nahrung einen permanenten Kohlenstoff- und Stickstoff-Überschuss verabreichst?

- Kohlenstoffüberschuss entsteht durch zu viele Kohlenhydrate
- Stickstoffüberschuss entsteht durch zu viel tierisches Eiweiß

Der Überschuss setzt sich bei jedem Menschen woanders ab:
- an den Gelenken
- an den Sehnen
- in den Arterien
- an den Nervenzellen
- in den Herzzellen
- in den Nierenzellen
- in den Gehirnzellen
- in den Augenzellen usw.

Dieser Überschuss bringt den lebensnotwendigen Zellstoffwechsel zum Erliegen. Du isst dich buchstäblich krank!

Das kann auch bei jeder Diät oder sogenannten „gesunden" Ernährung mit Bio-Produkten passieren.

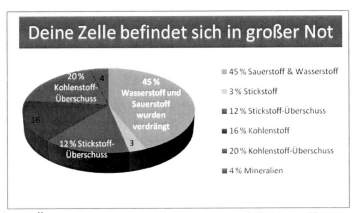

Der Überschuss an Kohlenstoff- und Stickstoffatomen verdrängt die gleiche Menge Sauerstoff- und Wasserstoffatome aus der Zelle.

Durch diese Ablagerungen wird die Zellatmung blockiert.

Dadurch kann nicht die benötigte Energie erzeugt werden, die für ein kontinuierliches Training und ein Abnehmen erforderlich wäre. Wird diese Zellblockade aufgehoben, kommt die Lust auf Bewegung ganz automatisch.

Die Stickstoffablagerungen bilden sich hauptsächlich aus einem Zuviel an tierischen Eiweißen, die der Organismus nicht verarbeiten und nicht ausscheiden kann.

Die Kohlenstoffablagerungen, ein Zuviel an Kohlenhydraten in deiner Nahrung, werden als Fettspeicher abgelagert. Sie machen sich zum Teil als sichtbare „Polster" bemerkbar oder werden unsichtbar in den Blutgefäßen und inneren Organen gespeichert.

Diese Ablagerungen sind die Ursachen für viele unnötige Operationen. Auf Grund der verdrängten Wasserstoff- und Sauerstoffatome wird dein Körper müde und schlaff.

Dies ist auch der Grund dafür, warum ältere Menschen nie die Empfehlung umsetzen können, täglich 2 Liter Wasser zu trinken.

Ihr jahrelanger Kohlenstoff- und Stickstoffüberschuss hat die Zellen verklebt und die Wasserstoffatome wurden zum großen Teil bereits verdrängt.

Der Körper trocknet von innen heraus buchstäblich aus! Trockene Haut mit Feuchtigkeitscremes oder Bodylotions zu bekämpfen ist ein sinnloses Unterfangen, dem ich auch jahrelang „aufgesessen" bin. Wird die Kohlenstoff- und Stickstoffüberlastung nicht gestoppt und bekommt die Zelle nicht mehr genug Sauerstoff, schaltet sie im Überlebenskampf vom aeroben Zustand auf einen anaeroben Zustand um.

Aerober Zustand: Die Zelle bekommt genügend Sauerstoff.

Anaerober Zustand: Die Zelle, die nicht mehr genug Sauerstoff bekommt, beginnt zu gären.

Dieser Gärungsprozess muss aber nicht immer offensichtlich werden, er kann auch ablaufen, ohne dass du etwas davon spürst. In akuten Fällen koppeln sich die Zellen vom übrigen Zellverbund ab und ernähren sich nun von Stickstoff.

Es entsteht ein abnormales, nicht mehr kontrollierbares Zellwachstum. Diese Zellen führen zu Operationen und/oder Chemotherapien, die du meistens persönlich mit der Zusammensetzung deiner Nahrung verursacht hast.

Kein Mensch, der frühzeitig sterben musste, hat daran gedacht, dass sein Organismus bereits zuvor krank gewesen sein könnte, und die Wenigsten haben auch etwas gespürt.

In Österreich passiert es täglich mehr als 90 Menschen, (in Deutschland ein paar hundert) die am Vortag noch in der Arbeit oder einer Firmenfeier waren und am nächsten Tag ihren letzten Weg in der Bestattung antreten.

Wie schon der Nobelpreisträger Professor Warburg vor mehr als 80 Jahren festgestellt hat, steht Krebs in unmittelbarem Zusammenhang mit der Zellatmung. Es werden Unsummen in neue Medikamente und Operationsmethoden investiert, aber warum wird den Menschen dieses Wissen zur Vermeidung von Krebs nicht vermittelt? **Du darfst auch darüber kritisch nachdenken!**

Aber auch viele weitere Krankheiten haben ihre Ursache in der blockierten Zellatmung. Du hast keine Chance darauf zu hoffen, dass es bei dir anders sein könnte.
Die Zusammensetzung der Zelle ist ein Naturgesetz.

Du kannst dich nicht davon freikaufen und die Strafe für dein unkontrolliertes Essen erreicht dich, in welcher

Form auch immer, mit absoluter Sicherheit.

Du kannst alles essen, was dir schmeckt, wenn du darauf achtest, dass die zwei krank und dick machenden Elemente in deiner Zelle (Kohlenstoff und Stickstoff) in jenem Verhältnis zueinander bleiben, wie sie verarbeitet werden können.

Konzentriere dich auf Kohlenhydrate, die dir die Natur anbietet. Du bekommst mit der Nahrung dann auch wichtige Vitamine und Mineralstoffe, die in den denaturierten Kohlenhydraten nicht mehr vorhanden sind und kannst auch jederzeit „sündige Sachen" in kleinerer „**Dosis**" ohne schlechtes Gewissen essen.

Es spielt keine Rolle, wenn du an einem Tag einmal genussvoll ein schönes großes Stück Torte oder einen Eisbecher mit Sahne verdrückst, wenn du dich am folgenden Tag mehr an den unbedenklichen Kohlenhydraten orientierst.

Je nachdem, wie umfangreich die Kohlenstoff- und Stickstoffablagerungen in deinem Körper bereits vorhanden sind, empfehle ich dir die prozentuellen Werte in der folgenden Tabelle.

Unabhängig davon, was dir schmeckt, sollte sich das Gesamtangebot deines Speiseplanes in diesem Rahmen bewegen. Detaillierte Infos zu den Produktgruppen liest du auch in Kapitel 9, auf Seite 150)

	Tierisches Eiweiß	Unbedenkliche Kohlenhydrate & pflanzliches Eiweiß	Hochprozentige Kohlenhydrate (auch Bio)
Starker Abbau	bis 10%	80%	bis 10%
Leichter Abbau	bis 15%	70%	bis 15%

Achtung – es geht nicht darum, am Anfang diese Werte genauestens einzuhalten! Es geht darum, sich an diese Werte heran zu tasten!

Deine optimalen Werte findest du heraus, wenn du dir vor dem Essen kurz überlegst: „Wie sieht meine heutige Kohlenstoff- und Stickstoffbilanz" bereits aus?"

Die Rückmeldung, ob du auf dem richtigen Weg bist, findest du heraus, wenn du dich zwei oder drei Mal pro Woche auf die Waage stellst; aber Achtung – nicht weil du etwas tun musst, sondern einfach zur Orientierung, damit du weißt, ob du etwas nachjustieren sollst.

Bewegt sich dein Gewicht über einen Zeitraum von zwei Wochen nicht von der Stelle, ist das das sichere Zeichen dafür, dass du bei den hochprozentigen Kohlenhydraten die Mengen ein bisschen reduzieren solltest. Wie bereits beschrieben, kann der Organismus ein Zuviel an tierischem Eiweiß und an Kohlenhydraten nur begrenzt ausscheiden und lagert alles darüber Hinausgehende im Körper ab.

Dieses Buch gibt ganz bewusst keine Empfehlung, welche Lebensmittel du in welcher Menge essen solltest, oder wie deine Kalorienbilanz aussehen sollte.

Die Gefahr ist zu groß, dass du nach Programm vorgehst und dadurch bewusst oder unbewusst die Verantwortung für deine Gesundheit ein Stück weit abgibst.

Wenn dir das am Anfang schwer fällt, informiere dich einfach im Internet, wo beinahe jeder Mensch Zugang zu allen Wissensgebieten dieser Welt hat.

Das Phänomenale an einer bewussten Ernährung ist, dass du sofort spürst, wenn dein Organismus bestimmte Stoffe benötigt. Sind deine Zellen im Fluss und können die Atome richtig schwingen, bekommst du wie von Geisterhand die richtige Information.

Wenn du im Supermarkt durch die Regale wanderst, spürst du sofort, ob deinen Zellen ein bestimmtes Produkt gut tun wird oder nicht. Wenn du etwas siehst, worauf du Lust verspürst, dann nimm es, denn dann ist das im Moment richtig für dich; nichts wäre schlimmer als der Verzichtsgedanke.

Wenn du das am Anfang nicht spürst, hat das in hohem Maße damit zu tun, dass deine Zellen nicht im Fluss sind und deine Atome nicht richtig schwingen.

Alle rd. 80.000 Milliarden Zellen im menschlichen Körper kommunizieren permanent miteinander; keine existiert für sich alleine. Die Atome in den Zellen leiten jede Schwingung weiter und erzeugen die unterschiedlichsten Gefühle.

Ist die Balance in den Zellen in Ordnung und schwingen deine Atome richtig, spürst du sofort, was du einkaufen und essen willst. Es kommt ausschließlich auf die „**Dosis**" an. Überleg dir kurz, was und wie viel du davon essen kannst, ohne dass dadurch deine Zellen erstickt und verklebt werden.

Ein paar Butterkekse oder ein Schokoriegel können dir nichts anhaben, wenn du im Ausgleich dafür sorgst, dass du auch ausreichend unbedenkliche Kohlenhydrate in Form von Gemüse und Salaten zu dir nimmst. Du wirst deine richtige Menge im Laufe der Zeit immer besser ausloten. Und auch hier gilt: Du hast die Wahl! Du entscheidest, was gut für deinen Organismus ist; das darf dir kein anderer Mensch sagen.

Wenn du jeden Tag dein Bier trinken willst, dann mache es einfach. Du sollst dir nur bewusst sein, dass Bier aus hochkonzentrierten Kohlenstoffen besteht – Gerste, Hopfen, Malz und Alkohol.

Ich habe in meinem Selbstversuch beinahe jeden Tag mein geliebtes Glas Rotwein (die Kohlenstoffbombe) getrunken und dann langsam auf ein halbes Glas reduziert.
Der Entbehrungsgedanke hat sich dadurch nie wirklich eingestellt. Ebenso habe ich es bei meiner geliebten täg-

lichen Schokolade und bei den Nüssen gemacht; ich habe die **Dosis** Schritt für Schritt reduziert.

Das Wissen, welchen Schaden ein Kohlenstoff- und Stickstoffüberschuss in meinen Zellen anrichtet, hat es mir leicht gemacht, davon weniger zu essen oder zu trinken.

Alle tierischen Eiweiße werden im Körper in Stickstoff umgewandelt; was nicht ausgeschieden werden kann, setzt sich in allen Zellen im Körper ab.

Ich liebe meinen Körper und ich will, dass es ihm nie wieder schlecht geht – ich habe nur diesen einen!

So habe ich, ohne auf etwas zu verzichten, dafür gesorgt, dass ich meine Zellen ausreichend mit unbedenklichen Kohlenhydraten in Form von Gemüse, Salat und Obst versorge.

Ein paar Beispiele zum Vergleich - der Kohlenhydrate-Anteil, jeweils auf 100 Gramm gerechnet:

Avocado	0,4 g	Blätterteig	28,0 g
Zucchini	2,0 g	Weißbrot	51,0 g
Rosenkohl	2,3 g	Laugenbrez'n	68,5 g
Kürbis	4,6 g	Salzstangerl	75,5 g

Natürlich sind auch die Mineralien und die Mikronährstoffe für deine Gesundheit sehr wichtig; diese sind aber in der Regel in einer bedarfsgerechten Ernährung enthalten.

Schau dir einmal unter www.ernaehrung.de die Inhaltsstoffe der superfetten Frucht Avocado an. Diese Frucht hat beinahe alles, was deiner Zelle gut tut; mit ein paar Tropfen Zitronensaft oder mit etwas Steinsalz genossen, schmeckt dieses kleine Nährstoffwunder lecker.

Ich habe beinahe jeden Tag eine gegessen und ich bin überzeugt, dass mir die darin enthaltenen, natürlichen Fette beim Abnehmen geholfen haben. Im Internet findest du eine weitere gute Adresse für die Zusammenstellung deiner Einkaufsliste:
www.zentrum-der-gesundheit.de.

Konzentriere dich bei deiner Liste aber ausschließlich auf jene Produkte, die du schon immer gerne gegessen hast, oder die du einmal gerne essen willst. Überprüfe deine Liste hinsichtlich deiner Vitamin- und Mineralstoffbilanz und vergiss sie dann sofort wieder.

Es geht nicht darum, welche Lebensmittel du isst. Es geht darum, dass deine Atome in den Zellen im Lot bleiben.

Stelle dir keinen Tages-Ernährungsplan zusammen, bei dem du dich auf die Vitamin-, Nährstoff- oder Kalorientabellen konzentrierst; wiege nichts ab.

Das funktioniert nicht auf lange Sicht, du bleibst immer abhängig von einem Plan, und deine Intuition stumpft ab. Gesund ist nicht das, was dir die Werbung verspricht, sondern ausschließlich das, was dein Organismus und deine Zellen heute benötigen – nicht mehr und nicht weniger!

Diese Entscheidung liegt ausschließlich in deiner Verantwortung; du hast die Wahl, ob du unnütze Mülldeponien in deinem Körper anlegen willst oder nicht.

Das Wissen, dass meine Zellen das, was sie bisher von mir bekommen haben, nicht verwerten konnten, machte es für mich leicht, bestimmte Nahrungsmitteln zu reduzieren; der Verzichtsgedanke kam dabei nie auf!

Dein Immunsystem kannst du nur stärken, indem diese Ablagerungen aus deinem Körper entfernt werden und die kleinen Kraftwerke wieder problemlos arbeiten können. Dir kann es nicht wirklich gut gehen, wenn es deinen Zellen schlecht geht! Du entscheidest dich jetzt – liebst du deinen Körper oder ist es dir egal, wie es ihm geht?

Würde diese einfache Zellkunde bereits den Kindern in der Schule unterrichtet werden, würden sich viele tragische Kinderschicksale, die regelmäßig im TV zu sehen sind, vermeiden lassen.

Dadurch würde der Grundstein dafür gelegt werden, dass in 10 bis 20 Jahren eine Generation heranwächst, die mit Kreativität, Phantasie und Leistungsfähigkeit eine neue Epoche einleitet und mit dazu beiträgt, dass aus dem derzeitigen Krankheitssystem auch ein wirkliches Gesundheitssystem wird.

Wenn du willst, dass es deinen Zellen gut geht, kannst du sofort damit beginnen. Du darfst essen, was dir schmeckt, du musst keine Medikamente einnehmen und musst niemanden fragen, was du essen darfst.

Tausende Ernährungsempfehlungen haben uns dahin gebracht, wo viele Menschen zurzeit stehen.

Frauen mit einem Bauchumfang von mehr als 88 cm und Männer mit einem Bauchumfang von mehr als 100 cm haben grob geschätzt 10.000 bis 20.000 Milliarden Körperzellen, die nicht mehr einwandfrei funktionieren können.

Jeder Mensch hat ein anderes genetisches Programm ablaufen; frag dich nur selbst, dann schärfst du deine Sinne und wirst genau das essen, was dir gut tut. Das Einzige was dir passieren kann ist, dass du einmal ein paar Monate weniger Geld für das Essen ausgeben wirst.

Wer sich dabei am Anfang etwas schwer tut, kann mich für max. 3 Termine als Coach engagieren. Ich hatte eine Menge gesundheitliche Probleme, die sich mit „**g´scheit essen**" alle verflüchtigt haben.

Meine Fragen und Schlussfolgerungen:
Hat sich in den letzten 25.000 Jahren die Zusammensetzung der menschlichen Zelle gravierend geändert? Vielleicht ein paar Zehntel-Prozentpunkte hinter dem Komma; mehr aber nicht!

Was hat die Natur als Nahrung angeboten, als die menschliche Zelle entstanden ist?
Alle Atome, aus denen meine und deine Zelle besteht!

Hat es zu dieser Zeit...
- weißes, feingemahlenes Mehl ohne Ballaststoffe, Mineralstoffe und Vitamine gegeben?
- erhitzte und gehärtete Fette gegeben?
- weißen Rieselzucker oder Staubzucker gegeben?
- industriell erzeugte Geschmacksstoffe gegeben?
- mit Hormonen und Medikamenten belastetes Fleisch gegeben?

Nachdem es all das natürlich nicht gegeben hat, wurde mir bewusst, dass die meisten industriell erzeugten Nahrungsmittel und Fertiggerichte Fremdkörper für jeden Menschen sind und Energie rauben, anstatt Energie zu geben.

Ein Beispiel: Wer eine Leberkäsesemmel isst, gibt ihrem/seinem Organismus wertlose Kohlenhydrate, die nicht zur Energiegewinnung genutzt werden können. Es fehlen alle wichtigen Vitamine, Mineralstoffe und Ballaststoffe für die Verdauung, und die Farbstoffe und Geschmacksverstärker sind Fremdkörper für deinen Organismus.

Dieses Essen füllt den Bauch, ist aber Nährstoffmüll, der sich in den Zellen ablagert, sie schlapp und den Mensch müde und energielos macht. Ich habe diesen Mist step by step, ohne den geringsten Verzichtsgedanken, um mehr als 90% reduziert, habe dadurch stark abgenommen und benötige heute keinerlei Medikamente mehr; vor 5 Jahren war ich reif für die krankheitsbedingte Frühpension.

Zum Abschluss des Kapitels ...
Stelle dir mal 1 mm vor,
nun stelle dir einen zehntel mm vor (1/10 mm),
wie sieht es bei einem tausendstel mm aus (1/1.000)?
Kannst du dir das noch vorstellen?
Bitte stelle dir nun einen Millionstel mm vor!
Für dich, für mich und die meisten Menschen nicht mehr vorstellbar – der millionste Teil eines Millimeters.

Jede deiner rd. 80.000 Milliarden Zellen hat eine Zellmembran-Stärke von rd. 6 Millionstel mm (6/1.000.000) oder (6 Nanometer, 6nm) – einfach unvorstellbar dünn.

Eine gesunde und intakte Zellmembran ist für den Zellstoffwechsel (Energiezufuhr und Ausscheiden nicht benötigter Stoffe) unerlässlich.

Damit das funktioniert, ist Energie erforderlich.
Jede Zelle besteht aus Atomen. Atome erzeugen Energie, die heutzutage gemessen werden kann. Eine Zelle, die „lebt" hat eine Spannung von 80 - 100 mV (Millivolt).

Fällt diese Spannung unter 40 mV ab, weil du deine Zelle(n) mit Kohlenstoff- und Stickstoffmüll (Fett- und Eiweißablagerungen) blockiert hast, kommt dein Zellstoffwechsel zum Erliegen.

Die Folgen sind Krankheiten, die auch nicht mit der besten Medizin beseitigt werden können!

Wenn du nicht „zwangsernährt" wirst, bist nur du selber dafür zuständig, dass deine Zellen richtig funktionieren.

Willst du dir etwas Gutes tun? Dann beginne damit, auf dich selbst und deinen Körper zu achten. Achtsamkeit führt uns heraus aus dem großen Ernährungs-, Übergewichts- und Gesundheitsdilemma unserer Zeit.

Bei wem sich der „Stickstoffmüll" noch nicht an den Nervenenden im Gehirn abgelagert hat - Eiweißablagerungen bei Alzheimerpatienten - hat noch die Chance, mit Nachdenken und Umdenken eine Trendumkehr für sich selbst einzuleiten.

Hier empfehle ich, im Internet nach „Achtsamkeit und Mindfulness" zu suchen oder sich auf der Webseite http://öbam.at zu informieren, was man unter diesen Begriff versteht.

Kapitel 7

Gesund und munter mit Hausverstand, ohne Diät oder Verbote beim Essen

Liebst du deinen Körper oder willst du
ein Leben lang in deinem Feind wohnen?

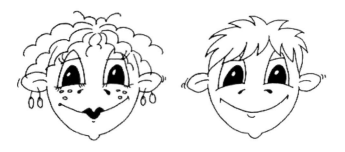

Nur wer seinen treuesten Diener – seinen Körper
und die Zellen – gut behandelt, kann zu
Fitness und Lebensfreude finden.

Wie soll es dir gut gehen, wenn es
deinen Zellen miserabel geht?

Wenn du über die Informationen in Kapitel 6 nachdenkst, wirst du das Thema Essen mit anderen Augen sehen.

Die Zusammensetzung der Elemente der menschlichen Zelle sind Fakten, die kein Mensch verändern kann. Es betrifft auch dich, ganz egal ob du nun ein/e einfache/r Arbeiter/in oder ein/e Unternehmer/in bist, der Aufbau der menschlichen Zelle ist bei jedem Menschen gleich.

Was die Menschen unterscheidet, ist das genetische Programm, das bei jedem Menschen verschieden abläuft.

Wenn du nun ein Weißbrot, ein Croissant, ein Butterkipferl oder ein Stück Torte isst, das aus Weißmehl hergestellt wurde, gibst du deinem Organismus ernährungsphysiologisch wertlose Kohlenhydrate. Wertlos deshalb, da die für die Verdauung und Energiegewinnung wichtigen Mineralstoffe, Vitamine und Spurenelemente im Mehl nicht mehr vorhanden sind, wenn das Getreide geschält wird und die Schalen entfernt werden.

Als sich die menschliche Zelle gebildet hat, waren sie aber vorhanden und der Energiegewinnungsprozess im menschlichen Körper ist auf diesen Evolutionsprozess ausgerichtet.

Vitamine und Mineralstoffe, die in der Form von Tabletten und Kapseln aus anderen Produkten als Ergänzung deshalb eingenommen werden, können nicht wirklich diesen Mangel ausgleichen. Sind die Zellen bereits mit Nährstoffmüll verklebt und der Zellstoffwechsel blockiert, ist die Wirkung von Nahrungsergänzungsprodukten gleich Null.

All die Gesundheitsaktionen in den Printmedien und im Fernsehen, mit denen versucht wird, den Menschen zu sagen, was sie essen müssen um gesund zu bleiben, sind stets weitere kleine Schritte zu noch mehr Entmündigung und Abhängigkeit.

Die Perversität kennt scheinbar keine Grenzen, wenn man sich überlegt, dass Fernsehstationen spezielle Sendungen für Dicke ausstrahlen. Zu Tagessendungszeiten werden „dumme! Esser/innen" präsentiert, um anderen Dicken, die bereits auf Grund ihrer Ernährung arbeitsunfähig geworden sind, zu signalisieren: „Mach dir nichts daraus, es gibt welche, die sind ja noch viel dicker als du."

Hier tragen die Fernsehstationen aktiv dazu bei, dass die Menschen immer dicker, kränker und dümmer werden und eine schleichende Entmündigung stattfindet. Es wäre an der Zeit, dass zumindest das öffentlich rechtliche Fernsehen mit wirksamen Gegenmaßnahmen den freien Stationen die Stirn bietet, damit sie endgültig aufs Abstellgleis gestellt werden.

Rettet euch selbst
Der Aufruf im ORF zum Thema „Rettet die Schwe……bombe" offenbart eine schauderhafte Inkompetenz. Intelligente Menschen, denen klar wurde, dass die „Kohlenstoff- und Stickstoffbombe" ungesund ist und daher immer seltener gekauft wurde, haben dazu geführt, dass ein Unternehmen in die Krise gekommen ist.

> Es wurden über die Medien jene Käuferschichten mobilisiert, die ohnehin ihren Körper bereits mit Ablagerungen bis an die Grenze des Erträglichen belastet haben, um sich endgültig mit tierischem Eiweiß und wertlosen Kohlenhydraten zuzustopfen.

Damit dieser Unsinn abgeschafft wird, kannst auch du einen Beitrag leisten. Ruf einfach bei der Fernsehstation an, verlange eine/n Verantwortliche/n und sage ihr/ihm, dass du diesen Schwachsinn nicht mehr sehen willst.

Wenn das ein paar Dutzend Seher und Seherinnen machen, wird sich das ziemlich schnell ändern!

Mit den Infos über die Zellbausteine kannst du selbst abschätzen, ob du deinem Körper in der Vergangenheit zu viel hochprozentige Kohlenhydrate und tierische Eiweiße zugemutet hast.

Wenn du diese Frage mit „ja" beantworten kannst, dann starte sofort und ändere das. Es kostet dich keinen Euro zusätzlich, aber mit Sicherheit deine Gesundheit, wenn du es nicht tust.

Eine dumme Ausrede seit Jahrzehnten - die Behauptung, dass du beim Gewicht erblich belastet bist, ist in den überwiegenden Fällen eine Ausrede, um das schlechte Gewissen zu beruhigen. Fettspeicher sind Kohlenstoffeinlagerungen, die nur in den Körper hineinkommen können, wenn du mehr Kohlenhydrate isst, als dein Organismus zur Energiegewinnung benötigt.

Du musst auch nicht mehr an den dummen Spruch denken: „Man muss den inneren Schweinehund überwinden" - die täglichen sportlichen Aktivitäten erfordern keine Überwindung mehr, du wirst sie aus purer Lust machen wollen, wenn deine Zellen im Fluss sind.

Wenn du dir die zentralen Fragen selbst stellst und mit „JA" beantworten kannst, wird es für dich ebenso einfach, wie es für mich war und ist.

Frage 1
Liebe ich meinen Körper? Liebe ich mich selbst?
Wenn NEIN, dann überlege dir, ob du wirklich dein Leben lang in deinem Feind wohnen willst; du hast nur diesen einen Körper!

Die Evolution oder dein Schöpfer – je nachdem woran du glaubst – hat deine Zelle so geschaffen, wie sie nunmehr ist.

Nur Ignoranten geben ihren Zellen Nährstoffe, die sie nicht in Energie umwandeln können. Du hast keine Chance, die Bausteine des Lebens für dich zu ändern.

Frage 2
Ist es mir wichtig, meinen Zellen nur jene Nährstoffe zu geben, die sie benötigen, damit ich mich frisch, fit und gesund fühlen kann? Jede Krankheit entsteht in der kleinsten Einheit im Körper – in der Zelle. Sie wird nur dann krank, wenn sie die Nährstoffe, die sie für eine problemlose Funktion benötigt, nicht bekommt.

Frage 3
Vertraue ich auf mein Empfinden oder bin ich abhängig von den Empfehlungen anderer?

Warum vertraue ich Ärzten, Therapeuten oder Heilpraktikern, von denen ich nie eine Garantie bekomme, dass mich deren Diagnose/Behandlung heilt?

Das Allerwichtigste für dich ist, dass du niemals die Verantwortung für deine Ernährung im Supermarkt abgibst oder darauf hoffst, dass ein Medikament dich gesund machen wird.

Wenn du deinen Zellen mit der Nahrung Nährstoffe verabreichst, die sie nicht verarbeiten und nicht ausscheiden können, werden diese in den Zellen abgelagert – das ist ein unveränderbares Naturgesetz. Der Zellstoffwechsel wird blockiert, Wasserstoff- und Sauerstoffatome werden aus den Zellen verdrängt und deine Zelle wird krank - du wirst krank!

Du musst auf keine geliebten Speisen verzichten, aber es gibt nur eine einzige Möglichkeit diese Ablagerungen aus deinem Organismus heraus zu bekommen: „Sorge beim Essen dafür, dass diese Stoffe soweit reduziert werden, dass dein Organismus diesen Ernährungsmüll abbauen kann".

Du hast keine Chance, der Evolution ins Handwerk zu pfuschen; das ist so ziemlich die einzige Gerechtigkeit auf diesem Planeten. Da kannst du dich nicht davon freikaufen. Wenn dir die Gesetzmäßigkeiten in deiner Zelle egal sind, musst du dich mit den Folgen auseinandersetzen, die dich mit absoluter Sicherheit erreichen werden.

Muskelverspannungen und Schmerzen im Nacken, schmerzende Ablagerungen im Schultergelenk, Schmerzen in der Hüfte beim Stiegensteigen und v.a.m. sind Symptome, die du größtenteils selbst herbei geführt hast.

Manchmal bekommt man Vorwarnungen und kann gegensteuern, es kann aber auch so sein, dass du eines Morgens einfach nicht mehr aus dem Bett kommst. Zur Erinnerung - Zweidrittel der österreichischen Todesfälle sind auf ernährungsbedingte Krankheiten und Krebs zurück zu führen (meines Erachtens eine geschönte Statistik).

Oder schauen wir mal zu unserem deutschen Nachbarn - laut Deutscher Gesellschaft für Ernährung (DGE) haben ca. zwei Drittel der Todesfälle in Deutschland ernährungsbedingte Ursachen. Das sind: 550.000 Menschen pro Jahr oder täglich 1.506, deren oberster Wunsch „gesund bleiben" war und die gedacht haben, das betrifft nur die anderen, mich natürlich nicht!

Niemand denkt daran, dass jede Krankheit in der Zelle beginnt und über viele Jahre keine Beschwerden hervorrufen kann.

Hast du eine Erklärung dafür, warum sich in Österreich

rund 50.000 und in Deutschland 550.000 Menschen buchstäblich zu Tode fressen, obwohl sie gesund bleiben möchten?

Auf Grund meiner eigenen, schmerzvollen Geschichte wurde mir bewusst, dass dies mit der Art der Informationen in den Medien und in der Werbung zu tun hat. Die Menschen werden laufend verunsichert und überlassen die Entscheidung über ihre Gesundheit lieber Außenstehenden; die werden schon wissen, was für mich gut ist!

Die hochgepriesene Individualität des Einzelnen ist beim Thema Essen und Gesundheit zum Schafherden-Verhalten mutiert.

Aber vielleicht findet sich ja doch jemanden, der diese Idee aufgreift und mitmacht, um sich selbst und anderen Menschen zu helfen, die Verantwortung für ihre Gesundheit wieder selbst in die Hand zu nehmen.

Die gute Nachricht aber ist, dass alle das essen können, was ihnen schmeckt, und dennoch fit und gesund bleiben.

Willst du, dass du dich in Zukunft besser fühlst, dann beginne jetzt. Es ist leichter als du denkst und es sind dazu keine Hilfsmittel erforderlich.

Willst du nichts machen, musst du in naher Zukunft bei einer ernährungsbedingten Krankheit damit rechnen, dass dir deine Freunde/innen oder Arbeitskollegen/innen sagen: "Du bist selber schuld, iss einfach g´scheiter?"

Laut WHO steht hoher Blutdruck an oberster Stelle als Ursache von Todesfällen. Weltweit sterben daran jährlich rd. 9 Millionen Menschen, wovon wahrscheinlich 8.9 Millionen durch „gescheites Essen" verhindert werden könnten - guten Appetit!

Wenn dir „g´sund bleiben" etwas bedeutet, weißt du nun, wie es dir in Zukunft besser gehen wird.

Vor einigen Jahren stand ich noch kurz vor der krankheitsbedingten Frühpension, heute bin ich schmerzfrei und topfit wie mit 40 Jahren und weiß, dass Gesundheit nichts mit Glück zu tun hat, und dass Krankheit auch in den meisten Fällen kein Schicksal ist.

Frage dich zum Beispiel selbst, was du getan hättest, wenn du meine Situation nach der Schulteroperation erlebt hättest.

Ich hatte noch 2 Jahre nach dieser Operation bei bestimmten Bewegungen blitzschnell einschießende, krampfartige Schmerzen im Bizeps (täglich ca. 5-10 Mal) und einen ständig ziehenden Schmerz im Schulterblatt.
Die empfohlene Physiotherapie brachte keine Schmerzlinderung. Ich nahm regelmäßig Schmerzmittel und zusätzlich ein Gegenmittel, um mit einem Magenschutzpräparat die schädlichen Auswirkungen der Schmerzmittel abzufedern.

Der Neurochirurg empfahl mir eine Stoßwellentherapie, die pro Behandlung rd. 4 Minuten dauerte und € 75,00 kosten sollte, die von der Krankenversicherung nicht bezahlt wird. Eine Garantie, dass die Schmerzen damit weggehen, erhielt ich natürlich nicht.

Weitere Aussagen lauteten, dass ich mich schonen müsse und auch nicht mehr der Jüngste sei. Da war dann bei mir endgültig Schluss damit, mir weitere Empfehlungen unter dem Motto: „Vielleicht wird das ja was" anzuhören oder Therapien zu machen, die meine Situation nicht verbessern.

Wird der menschliche Organismus geschont, gehen viele wichtige Funktionen verloren und der Körper wird schwach und schlaff.

Das sagte mir einfach mein Hausverstand; ich setzte die Schmerzmittel ab und ging ins Fitnessstudio. Beim Training konzentrierte ich mich auf die schmerzenden Stellen im Bereich des Schultergelenkes und des Schulterblattes.

Vorsichtig tastete ich mich an die Schmerzgrenze heran, wobei es mir den Schweiß aus allen Poren trieb. Ich ließ nicht locker und forderte meinen Körper trotz Schmerzen immer wieder aufs Neue, obwohl ich nach dem Training oft 2 Tage danach noch Schmerzen deswegen hatte.

In mir war eine starke bildliche Vorstellung davon, dass mein Körper für die, bei der Operation durchtrennte

hintere Bizeps-Sehne, einen Ausweg finden wird. Nach ca. 2 Monaten machten sich die krampfartigen Schmerzen im Bizeps täglich nur noch 2-3 Mal bemerkbar.
In der Zwischenzeit sind mehr als drei Jahre vergangen, die Leistungsfähigkeit des linken Arms hat sich von vorher ca. 20% auf nunmehr ungefähr 90% erhöht, und die krampfartigen Schmerzen sind in den letzten Monaten völlig ausgeblieben.

Bitte verstehe diesen Bericht nicht als Empfehlung, dass du das gleiche tun sollst, wenn du Schmerzen hast. Ich bin kein Arzt. Es kommt immer darauf an, welche Schmerzen das sind.

Ich möchte dich nur anregen, etwas zu tun. Niemand nimmt dir das Gesundwerden ab. Das kannst du nur selber in die Hand nehmen.

Wichtig ist dabei, dass du dich bei Problemen oder Schmerzen nicht überforderst, sondern dich vorsichtig an deine Möglichkeiten herantastest und Ideen ausprobierst, die du dir vorstellen kannst.

Bei bestimmten Verletzungen ist der Schmerz sogar gut, da dadurch dein körpereigenes Reparaturprogramm schneller angekurbelt wird; vorausgesetzt, deine Zellen sind nicht mit Müll verstopft und befinden sich im Fluss.

Mit diesen Informationen sollte dir bewusst geworden sein, dass du viele ernährungsbedingte Beschwerden oder Krankheiten zum überwiegenden Teil selbst verursachst und auch nur selbst lösen kannst.

Bitte verstehe diese Infos nicht als Anleitung zum schnellen Abnehmen. Es kommt darauf an, deinen Kohlenstoff- und Stickstoffmüll abzubauen, damit deine Zellen wieder funktionieren.

Da du mehr Lust auf Bewegung und Sport bekommst, baust du auch Muskelmasse auf. Mehr Muskelmasse bedeutet auch eine Gewichtszunahme, hat aber den positiven Effekt, dass mehr Muskeln in der Folge mehr Energie benötigen und mehr unnötiger Ballast abgebaut wird.

Diese Muskeln kannst du aber nach wenigen Wochen noch nicht so deutlich sehen, da sie von Kohlenstoffablagerungen überdeckt sind.

Es ist daher völlig normal, wenn sich der Zeiger auf deiner Waage eine Zeit lang nicht von der Stelle bewegt.

Wenn du dir Tipps von Ernährungsexperten/innen holen möchtest, stelle dir stets 2 wichtige Fragen:

Gibt es beweisbare Erfolge für diese Empfehlungen? Wie sieht die persönliche Situation der Beraterin/des Beraters aus?

Viele schlanke Ernährungsexperten/innen geben in der Regel weiter, wie der menschliche Organismus in der Theorie funktionieren soll, haben aber zum überwiegenden Teil am eigenen Körper noch nie die entsprechenden praktischen Erfahrungen gemacht.

Diese Einsicht habe ich gewonnen, nachdem ich in einem Zeitraum von mehr als 20 Jahren viele verschiedene Empfehlungen anlässlich meiner Bio-Urlaube und Fastenkuren bekommen und befolgt habe, die mich nicht wirklich langfristig weiter gebracht haben.

Dein Körper ist ein einzigartiges Exemplar, daher können auch scheinbar plausible Erklärungen von Experten/innen für dich völlig danebenliegen.

Niemand muss nun auf die wertlosen Nahrungsmittel komplett verzichten; verzichten funktioniert bei niemanden. Das Bewusstsein, dass sie mir Energie rauben anstatt Energie zu geben, hat es mir leicht gemacht, 90% davon nicht mehr zu essen. Es war für mich kein Verzicht – ich habe diesen Mist nicht mehr gegessen, weil ich dazu keine Lust mehr hatte.

Meine jahrelangen Fehlschläge haben mich gelehrt, dass ich in Zukunft ausschließlich auf „meine Atome" hören werde. Sie sagen mir mit 100%iger Präzision, welche Ernährung ich zu welchem Zeitpunkt benötige, damit meine Zellen im Körper optimal funktionieren können. **Auch du hast die Wahl!** Du kannst auf jemand Außenstehenden oder auf deine innere Stimme hören.

Wenn du das Bedürfnis nach Weißwürste mit viel Senf und Brez'n hast, gib dir das. Einem gesunden Organismus, bei dem die Nährstoffbalance im Großen und Ganzen stimmt, macht dieser kurze Kohlenstoffüberschuss und Stickstoffüberschuss nichts aus.

In diesem Buch ist ganz bewusst keine Übersicht über die täglichen Grundnahrungsmittel, mit der entsprechenden Zuordnung nach Kohlenhydraten, Kalorien, tierischen Eiweißen oder Fetten aufgeführt.

Dies deshalb, da du nur dann erfolgreich sein wirst, wenn du nach deinen persönlichen Bedürfnissen vorgehst und deine Intuition trainierst. Iss alles, wonach dir ist, frage dich beim Essen lediglich kurz, wie damit deine tägliche Kohlenstoff- und Stickstoffbilanz aussieht.

Eine detaillierte Übersicht über pflanzliche und tierische Eiweiße findest du in Kapitel 8: „Der Gewohnheitsfalle entgehen."

Zur leichteren Orientierung hier nur ein paar Beispiele für die Erhöhung der Stickstoffbilanz durch folgende Produkte:
- Alle Arten von Fleisch (Schwein, Rind, Geflügel, Wild, Fisch)
- Wurst, fleischhaltige Kombinationsprodukte wie Spaghetti-Saucen, Fertiggerichte wie Lasagne, Pizzen
- Milch und alle Milchprodukte wie Joghurt, Käse, Butter
- tierische Fette und Eier

Mit den folgenden Kohlenhydraten wird deine Kohlen-

stoffbilanz stark erhöht:
- Alle Vollkornprodukte, darunter fallen alle Getreideprodukte wie Mehlspeisen, Torten, Kekse, Nudeln
- Reis
- Zucker
- Obst, getrocknete Früchte, Bananen
- Nüsse

Du kannst aber alles essen, wenn du 3 % & 16 % laut Kapitel 6 im Auge behältst.

Mit den folgenden Kohlenhydraten wird deine Kohlenstoffbilanz meist unbedenklich erhöht:
- Gemüsesorten wie z.B. Zucchini, Karotten, Gurken, Tomaten, Karfiol, Blumenkohl, Broccoli, Kürbis, Avocado
- Kartoffel (Potatoes im Rohr mit Schale)
- Kräuteraufstriche
- Essenerbrot (Brot aus gekeimten Samen)
- Brot aus Getreide-Eiweiß

Weitere Produkte sind in Kapitel 9, auf Seite 145 aufgeführt.

Deiner Zelle ist es völlig egal, ob der Kohlenstoffüberschuss BIO oder nicht BIO ist. Wenn du dir einen gesunden SMOOTHIE aus ein paar Äpfel, Bananen, Karotten und Birnen machst, ist das zwar ein Cocktail mit vielen gesunden Vitaminen und Mineralstoffen, es handelt sich dabei aber auch um eine Kohlenstoff-BOMBE par excellence (Fruchtzucker).

Sind deine Zellen mit Kohlenstoff- und Stickstoffatomen bereits überladen, können diese Vitamine nicht dazu beitragen, dass du dich besser fühlst.

Ich habe jeden Tag 1-2 Äpfel oder auch Orangen gegessen; damit bleibt wahrscheinlich auch deine Kohlenstoffbilanz im Lot. Du kannst aber auch einen grünen Smoothie machen und unbedenkliche Kohlenhydrate (grünes Blattgemüse) beimischen.

Wenn du dich einige Zeit mit dem Thema 3 % & 16 % beschäftigt hast, wirst du immer bewusster damit umgehen und in Zukunft eben nur noch 1/8 l Smoothie langsam und ganz bewusst genießen.

Wenn du bis hierher gelesen hast, wird es in Zukunft auch leicht für dich sein, selbst zu urteilen: Was ist davon zu halten, wenn dir ein Ernährungswissenschaftler Ratschläge gibt, dessen Körpergewicht sich weit jenseits der 100-kg-Marke bewegt und der ziemlich krank aussieht?

Hier zur Wiederholung und zum Nachdenken!
Ein Mensch hat je nach Körpergröße rd. 50-100 Billionen Zellen. Bei einem Durchschnitt von 80.000 Billionen Zellen und einem Köpergewicht von 80 kg bedeutet das, dass auf jedes Kilo Gewicht 1 Billion Zellen entfallen.

Keine dieser Zellen funktioniert für sich alleine - jede Zelle ist auf seinen Nachbarn angewiesen - alle zusammen spielen eine große Symphonie. Es ist ein Wunderwerk der Natur, das kein Mensch beeinflussen kann.

Frage dich selbst - was passiert, wenn in deinen mikroskopisch kleinen Blutgefäßen 40 Päckchen Butter (10 kg Gewicht) eingelagert werden, weil dein Organismus diese überflüssige Energie nicht benötigt hat?

Das sind nun nur 10 kg Fett/Kohlenstoffe, mit denen du nur ca. 10.000 Milliarden Zellen verstopft und auf „stand by" geschalten hast; sie warten darauf, dass du diese Energieeinlagerung abholst.

Ich bin überzeugt, dass der menschliche Organismus 5 kg Energiereserve ohne größeren Schaden eine gewisse Zeit managen kann.

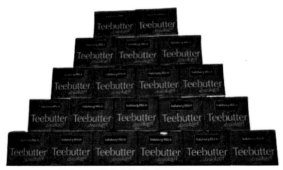

5 kg = 20 Päckchen Butter

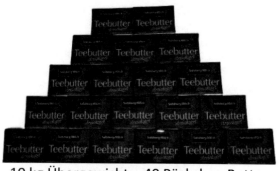
10 kg Übergewicht – 40 Päckchen Butter

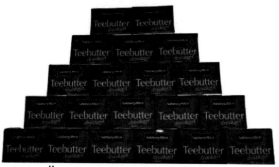
15 kg Übergewicht – 60 Päckchen Butter

Bei der doppelten Menge (40 Päckchen) jedoch weiß ich aus eigener Erfahrung, dass dies der Organismus nicht mehr schafft und gesundheitliche Probleme zu Tage treten, die lange Zeit nicht auf das Übergewicht und die rd. 10.000 bis 15.000 Milliarden blockierten Zellen zurück geführt werden.

Wenn jemand nun 15 kg über seinem Normalgewicht hat, bedeutet das, dass rd. 20.000 Milliarden Zellen mit Kohlenstoff- und Stickstoffablagerungen verstopft sind. Diese Zellen sind am Ersticken, da durch die Ablagerungen der lebensnotwendige Sauerstoff und Wasserstoff verdrängt worden sind.

Auch wenn jemand mit diesem Übergewicht außer Müdigkeit und Kopfschmerzen noch keine weiteren Krankheitssymptome hat, ist sie/er ist bereits stark anfällig für alle möglichen Krankheiten.

Zur Erinnerung
Wie groß sind deine Energie erzeugenden, lebenserhaltenden Kraftwerke in der Zelle?

Die Zelle selbst ist 200 Mal kleiner als ein Stecknadelkopf; mit freiem Auge nicht mehr sichtbar! Darin befinden sich die 220 mikroskopisch kleinen Kraftwerke, die deine Lebensenergie erzeugen sollen.

Stelle dir auch 60 Päckchen Butter vor deinem geistigen Auge vor! Dein naturgegebenes Immunsystem kann dich nicht mehr optimal schützen.

Deine blockierten Zellen sind auf Leben und stete Erneuerung programmiert. Durch diese Blockade befinden sie sich jedoch in einer permanenten Ausnahmesituation.

Da sie nicht mehr richtig funktionieren, ziehen sie in ihrem Überlebenskampf Mineralien und wichtige Nährstoffe von anderen, noch funktionierenden Zellen ab.

Auch der Werbespruch „Butter kann durch nichts ersetzt

werden" verleitet intelligente Menschen unbewusst dazu, die „unbedenkliche **Dosis**" bei Weitem zu überschreiten.

Wenn du ein Problem mit der Wundheilung hast und dieses Problem in jungen Jahren nie hattest, hat dieses Problem mit großer Wahrscheinlichkeit mit deinem Essen zu tun.

Deine Ärztin, dein Arzt wird dir nie sagen: Sie haben durch „**dummes Essen**" ihre Zellen verstopft – essen sie „g´scheit", dann regelt sich dieses Problem von selbst wieder!

Mit all den Informationen in diesem Buch sollte dir auch ein Haubenkoch im TV nicht mehr imponieren können, der die Figur eines Ölfasses hat. Wenn er in eine Pfanne ein halbes Päckchen Butter gibt um „Röstis" zu machen, weißt du, was es geschlagen hat.

Aber auch die überlieferten Traditionen, die ungeprüft von einer Generation in die andere übernommen werden, tragen maßgeblich zur allgemeinen Übergewichts- und Gesundheitsmisere bei.

Wenn du das Buch zu Ende gelesen hast, wird dir auch bewusst, welche schmerzlichen Folgen es für dich haben wird, wenn in deinem Essen unbewusst der Spruch „Unser tägliches Brot gib uns heute" eine Rolle spielt.

Sehr oft trägt hier das Unterbewusstsein dazu bei, dass

du in den „Back-Shops" denaturierte, für deinen Organismus völlig wertlose Kohlenhydrate kaufst und täglich isst, obwohl du bereits 10 oder 20 kg „Brotspeicher" in deinem Körper angelegt hast.

Denke daran, du hast keine Chance, ernährungsbedingte Krankheiten mit Medikamenten und Nahrungsergänzungsprodukten wirksam zu bekämpften; blockierte Zellen bleiben solange verstopft, solange du nicht die Zufuhr von Ernährungsmüll (nicht benötigte Nährstoffe) einstellst.

Gute Medikamente können nur die Krankheitserscheinungen bekämpfen oder unterdrücken; sie können aber nicht die Ursache für deine ernährungsbedingte Krankheit entfernen.

Mit immer noch besseren Medikamenten-Cocktails werden die Menschen künstlich am Leben gehalten, die dann jahrelang in Pflegeheimen nicht mehr in der Lage sind, den Löffel selbst zum Mund zu führen, obwohl sie bis in das hohe Alter gesund sein könnten.

Erschöpfungszustände und Burnout haben nicht nur mit viel Arbeit zu tun; sie sind immer auch ein Zeichen dafür, was du gegessen hast. Ein Wellness Urlaub kann dir daher immer nur eine kurzfristige Erholung bringen!

Die Chance, gesund und munter bis in das hohe Alter zu bleiben steigt, wenn du dich regelmäßig dafür interessierst, wie deine bevorzugten Lebensmittel erzeugt werden und wo sie herkommen.

Wer über die Infos in Kapitel 6 ernsthaft nachdenkt, dem wird wahrscheinlich auch bewusst, dass es kein Vorurteil ist, wenn gesagt wird, dass dicke Menschen öfter krank sind.

Es ist ein unumstößliches Naturgesetz!

Natürlich gibt es auch Menschen, die sich trotz Übergewicht gesund fühlen. Ihr genetisches Programm kann nur den Ausnahmezustand in den Zellen besser kompensieren als bei anderen.

Sie sind aber schon krank, sie spüren es nur noch nicht.

Hier gibt es eine Reihe von Informationsquellen, die sich kritisch mit diesem Thema auseinander setzen. Ohne für die Richtigkeit derartiger Reportagen in alle Zukunft eine Haftung zu übernehmen, empfehle ich hier die TV-Sender ARTE TV, 3SAT oder SERVUS.TV

Bleibe dabei auch stets selbstkritisch, dann spürst du sofort, ob eine Reportage von der Lebensmittelindustrie gesponsert wurde.

Jeder Mensch hat einen einzigartigen genetischen Ablauf der bei keinem anderen Menschen gleich abläuft. Hüte dich davor, bei Beschwerden irgendein Mittel zu nehmen, das deiner Nachbarin oder deinem Nachbarn gut getan hat; höre auf deine innere Stimme!

Gesund und munter bleibst du auch, wenn du Reportagen über gesunde Ernährung in Zeitungen links liegen lässt, in denen auch massenweise Anzeigen und bezahlte Einschaltungen für bestimmte Lebensmittel oder Therapien zu finden sind.

- **Liebe ich meinen Körper?**
- **Liebe ich mich selbst?**
- **Was gibt mir Energie?**
- **Was raubt mir Energie?**
- **Will ich, dass es meinen Zellen gut geht?**

Kapitel 8

Die täglichen Ernährungsfallen erkennen und kluge Alternativen finden

BIO - TV KÖCHE – Werbung

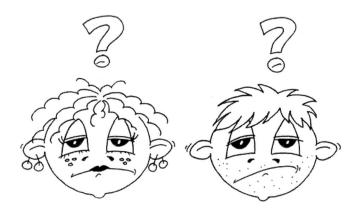

JA, zu biologisch erzeugten Lebensmitteln!
...aber auch hier lauert eine tödliche Falle!

Das Bewusstsein vieler Menschen, dass nicht alles gesund ist, was die Werbung verspricht, lässt sie immer öfter zu biologisch erzeugten hochwertigen Lebensmitteln greifen. Sie denken, das ist nun „die Rettung"; sie kaufen Bio-Eier, Bio-Milch, Bio-Joghurt, Bio-Fleisch, Bio-Brot, Bio-Nudeln, usw.

Sie kaufen die gleichen Mengen ein wie immer, nur mit dem Unterschied, dass es sich nun um biologisch erzeugte Produkte handelt.

Die Annahme, dass sie nun gesünder leben, ist jedoch so lange ein Trugschluss, solange sie sich nicht dafür interessieren, was ihre Zellen in Energie umwandeln können.

Dabei gehen sie auch gleich in die nächste Falle von gewieften Marketingexperten, die Produkte mit phantasievollen Produktbezeichnungen erfinden, wie z.B. von „Gutshof XYZ ….“ oder „Land XYZ …….. “. Ziemlich oft verbergen sich dahinter überteuerte Produkte aus der Massentierhaltung, die mit ungesunden Methoden erzeugt wurden.

Schaut man sich diverse Bio-Verordnungen an, nach der ein Ei als Freiland-Ei bezeichnet werden darf, wenn nicht mehr als 4 Hühner auf 1 qm „versammelt" sind, wird der gesamte Behörden-Unfug mehr als deutlich. Bei 4.000 Hühnern auf 1.000 qm wächst schon nach kurzer Zeit kein einziger Grashalm mehr.

Wer sich nicht länger für dumm verkaufen lassen will, hat die Möglichkeit, mit seinem Smart Phone (oder im Internet unter www.codecheck.info) den Strichcode der Produkte abzufragen, in dem Herkunft und Zusammensetzung aufgelistet sind.

Die Infos in diesem Buch sollen nicht als Behauptung verstanden werden, dass jeder Mensch mit Übergewicht ein dummer Mensch ist. Auf Grund der medialen Überflutung in TV und Medien neigen jedoch auch die intelligentesten Menschen dazu, scheinbar plausible Informationen als neuesten „Stand der Technik" zu übernehmen, ohne die wahren Gründe zu hinterfragen.

Dies ist eine traurige Tatsache und auch täglich zu sehen bei Politiker/innen und Personen, die in der Öffentlichkeit stehen. Es ist unfassbar, wie viel „Müll" diese Menschen oft mit sich herumschleppen; sie haben keinen blassen Schimmer davon, was sie ihren Zellen und sich selbst damit antun.

Alle sichtbaren und unsichtbaren Ablagerungen sind nun mal zum überwiegenden Teil durch „eigener Hände Arbeit" freiwillig und zum eigenen Schaden - durch Essen ohne nachzudenken - in deren Körper hinein gekommen.

Viele Menschen essen noch immer nach alter Hausmannskost, die ebenfalls aus einer Zeit stammt, als niemand über die Stoffwechselvorgänge im menschlichen Körper Bescheid wusste und die Leute noch mehr Bewegung machten.

Auch wenn diese Menschen hochwertige Lebensmittel in bester Bio-Qualität essen, sind sie keine „g'scheiten Esser/innen", wenn sie sich nicht dafür interessieren, was ihre Zellen problemlos verarbeiten können.

Ernährungswissenschaftler/innen, Gesundheitsbehörden und die Weltgesundheitsorganisation schlagen jedes

Jahr aufs neue Alarm; mehr als drei Viertel aller Krankheiten haben bereits ernährungsbedingte Ursachen.

Dies ist zwar hinlänglich bekannt und wissenschaftlich erforscht, die Gesundheits- und Übergewichtsmisere zeigt jedoch, dass
- bei den Gesundheitsbehörden,
- all den Fernsehstationen,
- bei den Tageszeitungen und
- bei den einschlägigen Zeitschriften,
- die sich intensiv um Aufklärung bemüht haben, etwas ganz Entscheidendes fehlt.

Theorie und universitäres Wissen ist gut und wichtig, wird aber solange nicht richtig zum Tragen kommen, solange dieses Wissen von Menschen vermittelt wird, die nie ein Übergewichtsproblem selbst hatten.

Es geht darum, einen Weg aufzuzeigen, wie jeder Mensch sich ohne Verbote und Verzichtsgedanken im Alltag ernähren kann und dennoch schlank, fit und gesund bleibt.

Gibst du deinen Zellen mehr Energie, als sie benötigen oder verarbeiten können, bekommst du mit absoluter Sicherheit ein gesundheitliches Problem.

Darüber gibt es kein Verhandeln und dies wird auch jedem Laien klar werden, wenn er über das Kapitel 6 nachdenkt. Ich würde mich freuen, wenn es da auch für dich einen AHA-Effekt gibt und du zur Überzeugung kommst, dass der Schlüssel für Fitness und Gesundheit in deiner Hand liegt.

Auch wenn sich bei dir erste Anzeichen von Krankheiten bemerkbar gemacht haben, hast du noch immer die Chance ohne Verbote beim Essen die Müllhalde in deinem Körper abzubauen und zu Gesundheit und Fitness zurück zu finden.

Ich habe mit „g'scheit Essen" 25 kg abgenommen, halte das neue Gewicht seit ein paar Jahren ohne Probleme und bin fit wie seit vielen Jahren nicht mehr.

Keine graue Theorie! Es wird nicht über Rezepte, Kalorientabellen oder Diäten berichtet. Es wird ein in der Praxis erprobter Weg aufgezeigt, der im täglichen Leben dauerhaft umgesetzt werden kann.

Es geht auch nicht nur ums Abnehmen alleine; das ist bei diesem Weg nur eine angenehme Nebenerscheinung.

Das Buch bietet auch normalgewichtigen Menschen wissenswerte Infos über gesunde Ernährung. Mit diesem Wissen wird es für jeden Menschen einfach, „g'scheit" zu essen und dennoch seine Lieblingsspeisen genießen zu können.

Wenn nun jemand denkt: „Manche brauchen halt eine Magenverkleinerung zum Abnehmen" dann kann das zwar eine Lösung sein, g'scheit ist dies aber auf keinen Fall, da damit nur in den Schöpfungsprozess eingegriffen wird und die Ursachen für das Übergewicht bestehen bleiben.

Es kann auch sein, dass jemand durch Essen den Hunger nach etwas anderem stillen will. Dies wird aber ein unerfüllbarer Wunsch bleiben und führt zur eigenen Zerstörung; warum dies der Fall ist, wird im Kapitel über die menschliche Zelle beschrieben.

Es ist aber jeder selbst dafür verantwortlich, aus dem Mist der Vergangenheit einen Dünger für die Zukunft zu machen.

In den weiteren Kapiteln liest du, wie du alles essen kannst, was dir schmeckt und dennoch die Chancen um 99% steigern kannst, dass du fit, gesund und schlank bleiben wirst.

Essen ohne Nebenwirkungen ist auch nicht das 5.000ste unnütze Ernährungsbuch, das dir sagt, wie viele Kalorien du essen darfst und beinhaltet auch nicht das 10.000ste Kochrezept, das wahre Wunder vollbringen soll.

Dieses Buch beschreibt nicht „meine Methode" nach der du essen sollst – es geht um keine Methode!

Es geht nur um „g'scheit essen" und regt an, darüber nachzudenken, ob das für uns gesund ist, was uns die Werbung verkauft.

Es gibt Anregungen, wie das Umdenken leichter fällt und

zeigt auf, dass Abnehmen ohne Diät im Grunde unglaublich einfach funktioniert.

Wer sich die im Buch beschriebenen universellen Gesetze bewusst macht, bekommt einen Leitfaden zur Hand, mit dem er für sich selbst „g'scheites Essen" ohne Nebenwirkungen in der Praxis umsetzen kann.

Es ist nie zu spät – schau dir die Bilder auf der Website www.iss-gscheit.at an. Ich konnte nicht mehr ohne Schmerzen ins Auto einsteigen, die Knie-, Hüft- und Schulterschmerzen waren eine tägliche Qual und zusammen mit meinem Übergewicht brachten sie noch eine Reihe weiterer Beschwerden mit sich. Heute bin ich schmerzfrei, fit und fühle mich um 20 Jahre jünger.

Egal wie alt du bist, wenn du etwas ändern willst, wird es auch bei dir funktionieren. Diese Zeilen können für dich ein „Fenster" zu neuer Lockerheit und Tatkraft sein; es kommt darauf an, wie weit du dich für ein neues Denken öffnen kannst.

Achtung – iss g'scheit soll dich nicht dazu verleiten, den Werbespruch im Fernsehen „Iss was gscheit's" unbedingt ernst zu nehmen. Unter www.codecheck.info kannst du den EAN Code dieser Fertigprodukte eingeben und den Ursprung und die Zutatenliste sehen.

Wenn es sich um biologisch angebautes Gemüse handelt, ist das ja in Ordnung, aber willst du wirklich Hähnchen-Abfälle aus England, die mit Geschmacksverstärker und Bindemittel zu einem Schnitzel zusammen gepresst werden, essen?

Ist Gesundheit nur die Abwesenheit von Krankheit? Gesundheit ist viel mehr als nur die Abwesenheit von Krankheit; Gesundheit ist Lebensfreude, Energie, Tatkraft!

Der Mensch wurde von einem Schöpfer geschaffen oder er entstand über Jahrmillionen aus der Evolution – da streiten sich die Gelehrten.

Unstrittig jedoch ist, dass die prozentuelle Zusammensetzung der menschlichen Zellen eine fixe Größe ist, die von keinem Menschen verändert werden kann.

Obwohl ich mich viele Jahre bewusst mit biologischen Lebensmitteln ernährt habe, bin ich auf dem Operationstisch gelandet!

Jahrzehntelang habe ich Zeit investiert und Geld ausgegeben für Diäten, Aufenthalte in Bio- und Abspeckhotels und Beratungen bei Ernährungsexperten/innen.

Unzählige Arztbesuche, Schmerztabletten und eine Schulteroperation, nach der ich größere Schmerzen hatte als zuvor, waren der Auslöser dafür, mich zu fragen, wie das alles entstehen konnte.

Zum Glück bin ich nach einer zweijährigen, erfolglosen Therapie „aufgewacht" und habe einen Weg gesucht und gefunden, der mich motiviert hat, endlich einmal zu wissen, woran ich bin.

Dabei wurde mir bewusst, dass alles, was mir in den letzten Jahren gesundheitlich widerfahren ist, durch mich selbst, nur durch mein „**dummes Essen**" verursacht worden ist.

Es gibt so viele Anleitungen für ein gesundes Leben. Es ist aber schockierend, dass dieses Wissen bisher nicht so vermittelt werden konnte, dass bei vielen Menschen (mich eingeschlossen) über Jahrzehnte hinweg die Alarmglocken läuten.

Da wird von Verkalkungen als natürliche Folge des Älterwerdens gesprochen; diese Behauptung ist eine fahrlässige Äußerung, die den Menschen suggeriert: „Da kannst du nichts machen, iss nur so weiter, mit ein paar Medikamenten kriegen wir das schon in den Griff"!

Altersbedingte Ablagerungen gibt es nicht!

Ablagerungen entstehen nur dann, wenn du deinem Organismus Nährstoffe zuführst, die die Zellen nicht zur Energiegewinnung benötigen konnten.

Jeder Mensch hat es selbst in der Hand, auch noch mit 85 Jahren geistig fit und gelenkig zu sein; das wäre normal.

In den letzten beiden Jahrzehnten wurden immer wieder

neue und angeblich noch bessere Rezepte und Kochbücher herausgegeben. Viele Menschen setzen bereits auf biologisch erzeugte, vollwertige Lebensmittel und hoffen, dass es nun endlich besser wird.

Was gibt mir Energie, was raubt mir Energie?

Auch die beste Produktqualität wird zum Bumerang für dich, wenn du nicht auf die „**Dosis**" der jeweiligen Elemente achtest (tierische Eiweiße & Kohlenhydrate).

Ein Kohlenstoff- und Stickstoffüberschuss aus Bio-Lebensmittel erstickt deine Zellen ebenso.

„G'scheit essen" bedeutet, das zu essen, was mir Energie gibt und nicht Energie raubt! Es geht um die prozentuelle Zusammensetzung, damit es dir nicht so ergeht wie mir, der jahrelang nur im Bioladen eingekauft hat.

Die Nahrungsmittel in Bio-Qualität bescherten mir Ablagerungen an den Gelenken, sowie ein Körpergewicht von 118 kg bei einer Größe von 182 cm.

Im Kapitel über die Zelle wird dir bewusst, warum g'sund essen nicht gleich „g'scheit essen" bedeutet.

Dieses Wissen über die Zusammensetzung der menschlichen Zelle sollte dir bewusst machen, dass dir nur Energie geben kann, was deine Zellen problemlos verarbeiten können.

Dies ist auch ein Grund dafür, dass die Menschen trotz aller Bemühungen der Gesundheitsbehörden und Ernährungswissenschaftler/innen immer kränker werden.

Wenn dir z.B. im ARD Mittagsbuffet ein Koch mit ca. 40 kg Übergewicht erklären will, was gesundes Essen und gesundes Kochen ausmacht, wirst du sofort erkennen, dass ihm ganz entscheidendes Hintergrundwissen fehlt.

Aber auch wenn eine 100 kg HAUBEN-Köchin im Fernsehen über gesundes Kochen berichtet, kannst du davon ausgehen, dass das, was sie sagt und kocht, weder für sie noch für dich gesund sein wird.

Wie das Bayerische Fernsehen im Mai 2012 berichtete, konsumiert jeder Deutsche pro Jahr rund 60 kg Fleisch und Fleischprodukte; hat man da noch Worte?

Wie viel Fleisch hatte der Mensch wohl zur Verfügung, als die menschliche Zelle entstanden ist?

Laut der Recherche des BR können diese Fleischmengen in Deutschland nur produziert werden, wenn zur Tiermast massenweise Soja aus Südamerika eingeführt wird; für den optimalen Ernteertrag wird das natürlich mit Chemie besprüht!

Mit welchen Wachstumsbeschleunigern in der Tiermast gearbeitet wird, die mit der Bratwurst oder dem Sonntagsbraten über die Nahrungskette in unseren Organismus kommen, will ich nun gar nicht mehr wissen; von den Antibiotika ganz zu schweigen.

Das betrifft aber nicht nur das Fleisch – schau dir einmal die riesigen Euter von Milchkühen an!

Es ist Tierquälerei, die Kühe mit Kraftfutter so hochzuzüchten, dass sie nur noch mühsam gehen, geschweige denn laufen können; diese Milch ist meines Erachtens ein ungesundes „Mastprodukt", aber kein natürliches Lebensmittel.

Durch den übermäßigen Konsum von tierischen Eiweißen wird im Körper ein Stickstoffüberschuss produziert, der jeden Zellstoffwechsel zum Erliegen bringt.

Diese Zusammenhänge findest du im Kapitel über die Zusammensetzung der Zelle. Genauso verhält es sich mit den Kohlenhydraten, vor allem Zucker.

Es betrifft jeden Menschen, nicht nur die Übergewichtigen. Jeder hat es selbst in der Hand, was er sich in seinen Einkaufswagen legt - du kannst dir alles in den Einkaufswagen legen, was du gerne isst; entscheidend ist die „prozentuelle Zusammensetzung" beim Essen.

Schauen wir uns doch auch einmal die Situation bei Obst und Gemüse an ….

Es ist unbestritten, dass Obst und Gemüse für die Ernährung sehr wichtig sind. Aber auch hier zeigt es sich, dass viele Menschen mit scheinbar gesunden Argumenten soweit manipuliert wurden, Sachen zu kaufen, die nicht gesund sein können.

Auf die Gefahr hin, dass wir hier einen Mangel erleiden könnten, kaufen wir alles zusammen, was uns gewiefte Obst- und Gemüsehändler schmackhaft anbieten. Kiwis aus Neuseeland, Birnen aus Südafrika, Orangen und Paprika aus Spanien, Papaya aus Brasilien oder Bananen aus Costa Rica.

Viele Früchte werden in unreifem Zustand vom Baum gerissen, in einem Chemiebad haltbar gemacht und viele tausend Kilometer durch Länder und Kontinente transportiert.

Kein Affe würde eine unreife Frucht vom Baum reißen und irgendwo liegen lassen, bis sie genießbar wird.

Ich möchte hier keine unbewiesene Behauptung aufstellen, mein natürliches Empfinden sagt mir aber, dass das für den menschlichen Organismus nicht gesund sein kann. Ob die Biophotonen in unreif geernteten, chemisch behandelten Früchten noch vorhanden sind, wage ich zu bezweifeln.

Ohne Biophotonen wäre kein Leben möglich – sie sind lebensnotwendig für Menschen, Pflanzen und Tiere. Sie sind das Licht in den Zellen, das in sonnengereiften Früchten von der Natur aus gutem Grund geschaffen wurde.

Du musst deswegen nicht auf Bananen oder andere Südfrüchte total verzichten - mit Verzichten hat bisher noch nie jemand einen dauerhaften Erfolg „eingefahren" – wenn du jedoch die Menge ein bisschen reduzierst und dir ergänzend heimische Vitamin- und Mineralstoffquellen suchst, wird das für dich von Vorteil sein.

Wer „g'scheit isst", bei dem regelt sich das Körpergewicht ganz automatisch. Es wird auch bei dir funktionieren, da es um Gesetzmäßigkeiten in der menschlichen Zelle geht, die bei allen Menschen gleich funktionieren (genetische Defekte ausgenommen).

Nur mit „g'scheit essen" kann dein körpereigenes Reparaturprogramm, das in jedem Menschen vorhanden ist, wieder einwandfrei arbeiten.

Mit dem Abbau meiner Stickstoff- und Kohlenstoffdepots haben meine Selbstheilungskräfte auch einen schweren Meniskusschaden repariert, sodass ich heute wieder problemlos bergsteigen, Trampolin springen und schmerzfrei laufen kann.

Mein Wunsch ist es, mit diesem Buch all jenen Frauen und Männern eine Hilfe zur Selbsthilfe anzubieten, die im Alltagsstress nicht die Zeit hatten, sich über die vielseitigen Manipulationen Gedanken zu machen, die uns in diese große Ernährungsmisere geführt haben.

Ich will auch das Bewusstsein wecken, dass sich Menschen mit einem „dicken Hals" auch Gedanken machen, wie es wohl in ihren Adern aussieht, die hinter dieser Fettschicht das Gehirn mit Sauerstoff versorgen sollen.

Erinnere dich an Kapitel 6 - Mache dir bewusst, warum in den meisten Fällen Gesundheit nichts mit Glück und Krankheit aber auch nichts mit Schicksal zu tun hat.

Möchtest du jedoch eine kleine Orientierungshilfe für den Beginn deiner Ernährungsumstellung, schreibe dir alles auf (auch die Menge), was du in drei Tagen gegessen hast und sende mir diese Aufstellung per Email an info@iss-gscheit.at

Ich schaue mir diese Übersicht an und gebe dir dazu eine Rückmeldung.

Weiterführende Beratung oder Coachings für Einzelpersonen oder Gruppen auf Anfrage möglich.

Bitte benutze dazu das Anfrageformular unter www.iss-gscheit.at beim Navigationspunkt BERATUNG.

Kapitel 9

Der Gewohnheitsfalle entkommen – was dich um 10 Jahre zu früh ins Grab bringt

Welche Befehle gibst du deinen Atomen?

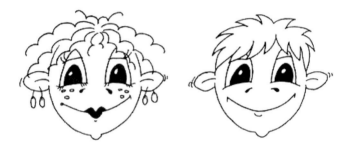

Deine Zellen werden durch bewusste und unbewusste Befehle gesteuert und folgen dir aufs Wort; auch bei dummen Gedanken!

Bewusst und unbewusst gibst du über deine Atome den Zellen jeden Tag tausende Befehle; egal ob du essen, trinken, reden oder laufen willst, du musst deinen Muskelzellen Befehle geben, damit sie sich in Bewegung setzen.

Du gibst aber deinen Zellen viele zum Teil unbewusste Befehle, wenn du denkst, „das darf ich nicht". Deine

Zellen folgen dir aufs Wort und prüfen nicht, ob der Gedanke gut oder schlecht ist.

Gedanken sind Befehle für deine Zellen; sie kennen nur „aktiv oder passiv" und schränken ihre Funktion sofort ein, wenn du dir etwas verbietest.

Starke Gedanken mit einer Konzentration auf dein Ziel - Ablagerungen abzubauen und neue Ablagerungen verhindern - bringen deine Atome in die richtige Schwingung.

Konzentriere dich auf diese Frage, so bekommst du bereits in wenigen Sekunden oder Minuten von deinem Körper eine Rückmeldung, ob etwas Bestimmtes gut für dich ist.

Funktioniert das bei dir nicht, gibt es mehrere Ursachen dafür. Eine der häufigsten Ursachen ist, dass wir in unserer Gesellschaft nicht gewohnt sind, auf unseren Körper zu hören oder ihn wahrzunehmen.

Wir sind so sehr vom Kopf gesteuert, dass wir oft gar nicht wahrnehmen, dass wir in einem Körper zuhause sind. Durch Übung bekommt man jedoch mit der Zeit ein Gespür für den Körper, für die Zellen - und sie "sprechen" dann auch mit einem.

Ein Gespür für den Körper hat im Grunde jeder, denn wenn man zum Beispiel Magenschmerzen hat, so weiß man intuitiv, dass ein eiskaltes Getränk nicht gut ist.

Es geht darum, sich wieder auf das eigene Gefühl zu besinnen und klar zu erkennen, welche Lebensmittel Energie geben und welche Lebensmittel Energie rauben.

Verzettle dich nicht mit Analysen und Expertisen über Ernährung, die meistens nicht das Papier wert sind, auf dem sie geschrieben wurden.

Die wichtigste Frage ist: Ist es dir wirklich wichtig, deine Kohlenstoff- und Stickstoffablagerungen aus dem Körper hinaus zu bringen?

Wenn du diese Frage ohne Einschränkung bejahen kannst, werden deine zielgerichteten Schwingungen zur Lösung jedes noch so kleinen Problems führen und die für dich beste Zusammensetzung deiner Nahrung finden.

Dein Verlangen nach hochkonzentrierten Kohlenstoff- und Stickstoffprodukten wie z.B. Bier oder sonstigen alkoholischen Getränken, Süßigkeiten, Fleisch, fette Produkte und Fast Food wird schlagartig zurückgehen.

Nehme dir täglich 5 Minuten Zeit, schließe die Augen und versuche dich so zu sehen, wie du sein möchtest. **Die Kraft der Bilder – sich so sehen, wie man sein will, gibt dir einen Extra-Antrieb auf dem Weg zum Ziel.**

Willst du das erreichen? Wenn ja, bekommst du von deinen Atomen die richtige Rückmeldung, was du einkaufen sollst und was deine Zellen zur Energiegewinnung benötigen.

Diäten oder F.d.H. hat noch nie auf Dauer funktioniert. Das genetische Programm in deiner Zelle ist schlauer als die beschränkte Annahme so mancher Diät-Gurus.

Obwohl bereits seit vielen Jahren bewiesen ist, dass sich der menschliche Organismus nicht mit Kalorieren berechnen lässt, gibt es noch immer jede Menge Menschen, die denken, die Evolution mit Rechenbeispielen austricksen zu können.

Bekommt der Organismus weniger Nahrung, schaltet sein genetisches Programm sofort auf Überleben um und reduziert den Stoffwechsel auf ein Minimum.

Dadurch ist es möglich, dass sich das Gewicht nicht wesentlich reduziert, wenn man die Kalorienzufuhr senkt.

Iss alles, was dir schmeckt, aber achte bei jenen Lebensmitteln, die eine Überdosis für deine Zellbausteine darstellen, auf deine individuelle Menge.

Stickstoffablagerungen, die durch zu viel tierisches Eiweiß entstanden sind, können nicht mit Fitnesstraining abgebaut werden.

Diese Ablagerungen baut dein Organismus im Laufe der Zeit ab, wenn du nur die „**Dosis**" reduzierst. Machst du das nicht, schneidet sie der Operateur heraus, mit allen Nebenwirkungen, die dabei entstehen können.

Aus meiner eigenen Erfahrung weiß ich, dass die Gewohnheitsfalle an allen „Ecken und Enden" lauert. Ob im Café, wo ein schönes Stück Kuchen lauert, oder wenn ich eine Bonboniere bekomme, weil ich jemandem den Computer wieder toll in Schuss gebracht habe; ich verschließe mich diesen Versuchungen nicht, da Verbote kontraproduktiv sind; nur die **„Dosis"** macht das Gift!

Der Organismus braucht zur Energiegewinnung Zucker, er kann aber nur jenen Zucker optimal verwerten, der in natürlicher Form in den Lebensmitteln vorhanden ist, wie in Obst, Früchten und Gemüse.

Ich esse alles was mir schmeckt, achte aber auf die „Dosis" bei den hochprozentigen Kohlenhydraten und tierischen Eiweißen.

Es folgt eine kleine Auswahl zur Orientierung, aber iss nur das, was dir schmeckt und suche dir selbst weitere Lebensmittel, die du gerne isst. Es funktioniert nicht, wenn du Sachen isst, die dir jemand anderer empfiehlt, wenn sie dir nicht schmecken.

Ernährungsphysiologisch wertlose Kohlenhydrate. Wertlos deshalb, da ihnen durch die industrielle Bearbeitung (z.B. schälen) die wichtigen Vitamine, Ballaststoffe und Mineralstoffe entzogen wurden.

Produkte aus Weißmehl und Industriezucker

Weißbrot	Butterkekse
Salzstangerl	Kokosbusserl
Nudeln	Torten

Spaghetti Tortellini Laugenbrez´n Geschälter Reis Blätterteig Pizza Saucenbinder Buchteln	Kuchen Kekse Marmelade Gezuckerte Joghurts Schokoladen Limonaden Fruchtsäfte (Tetra Pack)

Der menschliche Organismus ist darauf ausgerichtet, sich den Zucker zur Energiegewinnung aus den Nahrungsmitteln heraus zu filtern. Bei industriell hergestelltem, reinem Kristallzucker muss er sich nichts mehr heraus filtern.

Reiner Zucker ist ein Fremdkörper für den Organismus; er muss sofort Insulin produzieren, um die Überdosis dieses „Giftes" neutralisieren zu können.

Ein 150 g Fruchtjoghurt beinhaltet rd. 22 g reinen Kristallzucker. Je nach Größe eines Würfels sind das 5 bis 6 Stück. Ein 500 g Trinkjoghurt beinhaltet 60 g Zucker; das sind 15 bis 18 Stück. Ein Eistee in der 1,5 Liter-Flasche beinhaltet pro 100 ml rd. 7,4 g Zucker; gesamt rd. 110 g oder rd. 40 Stk. Zucker; 1 lt Cola hat rd. 35 Stück Zucker! Du musst aber nicht gänzlich auf die gezuckerten Produkte verzichten, wenn du sie liebst. Wenn du die Hälfte eines Fruchtjoghurts mit einem Naturjoghurt mischt und so die „Tagesdosis" des Zuckers stark reduzierst, wirst du auch keine „Entzugserscheinungen" bekommen.

Ernährungsphysiologisch wertvolle Kohlenhydrate

Vollkornbrote, Dinkel etc.	Oliven
Vollkorn-Spaghetti	Datteln
Ungeschälter Reis	Obst: Orangen, Äpfel,
Vollkorn-Nudeln	Bananen,
Vollkorn-Mehlspeisen	getrocknete Früchte,
Müsli ohne Zuckerzusatz	frische Ananas,
Vollkorn-Pizza	Beeren
Ungesalzene Nüsse	Rohrohrzucker
Sonnenblumenkerne	Schokolade m. 80% Kakao
Kürbiskerne	natürliche Fruchtsäfte
Nüsse wie z.B. Mandeln	

Wertvolle Kohlenhydrate sind jene Kohlenhydrate, die weitgehend naturbelassen sind. Aber auch hier lauert die Gefahr, dass deine Zelle eine **Überdosis Kohlenstoff durch Fruchtzucker** (z.B. bei getrockneten Früchten) oder bei Nüssen bekommt, wenn die Energie nicht für eine körperliche Leistung benötigt wird.

Willst du abnehmen, achte darauf, dass die hochprozentigen Kohlenhydrate bei einer Tagesdosis von 10 bis 15 % bleiben und konzentriere dich auf

gesunde, unbedenkliche und ernährungsphysiologisch wertvolle Eiweiße und Kohlenhydrate (70-80%)

Avocado	Zucchini
Broccoli	Eisbergsalat
Champions	Fenchel

Chinakohlsalat	Gekeimte Dinkelsamen
Kartoffel, Petersilien,	Flohsamenschalen
Potatoes aus dem Rohr	Karotten
Kohlrabi	Gurken Kräuteraufstriche
Kohlsprossen	Kürbisgemüse
Kräuter (Petersilie etc.)	Waldbeeren
Radieschen	Erdbeeren
Paprika	Gojibeeren
Pilze	Blaukraut
Rosenkohl	Tofu
Rote Rüben	Brot aus Getreide-Eiweiß
Schwarzwurzeln	Essenerbrot
Zwiebel	Gemüsesäfte (Smoothie)

Hier sind alle wichtigen Mineralien und Vitalstoffe vorhanden, die deine Zelle zur Energiegewinnung benötigt. Achte hier darauf, dass deine „Tagesdosis" beim Abnehmen rd. drei Viertel der gesamten Nahrung beträgt.

Als die meisten Menschen noch keine Ahnung hatten, aus welchen Elementen (Atomen) sich die menschliche Zelle zusammen setzt, entstand die Meinung, Fleisch essen macht kräftig und stark.

Heute, im 21. Jahrhundert, weiß man, dass Fleisch Energie raubt, wenn das Gesamtangebot der tierischen Eiweiße in der Nahrung 10-15% übersteigt. Iss es weiterhin, wenn es dir schmeckt, aber **„iss g´scheit"** und nimm nur Angebote, die nicht aus der Massentierhaltung (Hormone, Medikamente) stammen!

Deine Zellen haben mehr verdient, als nur Fleischabfälle aus England, die mit Bindemittel versehen zu einem Schnitzel zusammen gepresst wurden (Barcode lesen)!

Tierische Eiweiße und hochprozentige Kohlenhydrate

Eier	Milch
Wiener Schnitzel	Käse
Schweinebraten m. Sauce	Schafskäse
Gulasch mit Knödel	Ziegenkäse
Hühnerfleisch	Mozzarella
Putenfleisch	Butter
Schinken	Streichkäse
Speck	Topfen (Quark)
Würste	Fruchtjoghurt
Leberkäse	Kasnocken / Käsespätzle
Fische (Forellen etc.)	Topfenstrudel
Eis	

Tierische Eiweiße, die vom Organismus nicht verarbeitet werden können, setzen sich in den Zellen als Stickstoffablagerungen ab.

Nierensteine, Gallensteine, Gicht, Rheuma und Ablagerungen an den Gelenken (Schulter, Hüfte, Knie) sind nur einige wenige Nebenerscheinungen, die jeder Mensch meist selbst verursacht. Beim Abnehmen sollten auch diese Ablagerungen „abgenommen" werden, um fit und gesund zu werden.

Grundsätzlich darfst du alles essen - aber willst du deinen Zellen wirklich noch Industriezucker und industriell gefertigtes „Fastfood" in den bisherigen Mengen zumuten?

Verzichte auf nichts; verzichten beim Essen bedeutet, dass du nie aus der ungesunden Gewohnheitsfalle heraus kommst.

Wenn du dich ganz bewusst dafür entscheidest, nur das zu essen, was deinen Zellen gut tut, werden die ungesunden Verlockungen und Werbeversprechen der Nahrungsmittelindustrie bei dir keine Bedeutung mehr haben.

Ein Schnäppchenangebot im Postkasten, bei dem dir 500 g Leberkäse, eine 200 g Senf-Tube und 3 Semmeln um € 2,99 angeboten wird, wird dich dann völlig kalt lassen, da es sich um ernährungsphysiologisch wertlose Nahrung handelt, die deinem Organismus Energie raubt anstatt Energie zu geben.

Ein Gemisch aus Fett, mit Hormonen und Medikamenten verseuchtes Fleisch, Geschmacksstoffen, Farbstoffen und Industriezucker, bedeutet für dich in Zukunft keinen Verzicht mehr, wenn du im Kapitel 6 über den Aufbau deiner Zelle nachdenkst.
Wenn deine Zellen alle wichtigen Vitamine und Mineralstoffe bekommen, werden jene Mangelerscheinungen, die dich zu den ungesunden Sachen getrieben haben, wegbleiben.

Ich verzichte auf nichts und esse auch gelegentlich Leberkäse, dann aber z.B. einen Rindfleisch-Leberkäse eines Bio-Metzgers.

Wenn du täglich ein Stück Schokolade, eine Handvoll Nüsse (Studentenfutter) isst und ein Glas Rotwein trinken willst, wird dich das bei deinen Bemühungen abzunehmen nicht stoppen können.

Ich backe leidenschaftlich gerne Apfel-Topfen-Kuchen. Wenn mir ein Rezept gefällt, lasse ich meist den gesamten Industriezucker weg und verändere das Rezept nach meinem Geschmack.

Ich nehme Vollkorn-Dinkelmehl, lasse meist ein Ei weg, Butter nehme ich nur ca. 20% von der empfohlenen Menge, ich schneide Datteln oder Feigen in kleine Stückchen (70% natürlicher Zucker mit allen wichtigen Mineralien und Nährstoffen), gebe eventuell noch ein paar Kokosflocken, Rosinen oder kleine Wallnussstückchen dazu und statt Milch nehme ich Sojamilch, die ich mit Wasser verdünne.

Den Topfen (Quark) kaufe ich bei einer Bäuerin oder einem Bauer vom Grünmarkt, und die Äpfel werden nicht wie empfohlen geschält, sondern mit der Schale in kleine Stückchen geschnitten und die Menge erhöht.
Schmeckt einfach köstlich und süß!

Wenn du bei einer Bergtour auf einer Hütte einen „Kaiserschmarrn" essen möchtest, dann iss ihn einfach. Teile ihn mit deiner Partnerin oder deinem Partner und reduziere so die Menge und lasse dir keinen Staubzucker darüber streuen.

Hast du auf dem Weg dorthin bereits eine Karotte, ein paar Gurkenscheiben oder Zucchini-Stückchen oder sonstige ernährungsphysiologisch wertvolle Mineralstoffe gegessen und ausreichend reines Wasser getrunken, kann dir diese kleine „Kohlenstoff- und Stickstoffbombe" nichts anhaben.

Einkaufstipp: Es kann für dich auch hilfreich sein, wenn du eine halbe Stunde vor deinem Wocheneinkauf, etwas isst. Bist du bei deinem Einkauf satt, greifst du weniger oft nach Sachen, die dir Energie rauben.

- **Liebe ich meinen Körper?**
- **Liebe ich mich selbst?**
- **Was gibt mir Energie?**
- **Was raubt mir Energie?**
- **Will ich, dass es meinen Zellen gut geht?**

Stellst du dir diese Fragen öfter, achtest du automatisch besser auf deinen Körper; du hast nur diesen einen!

Kapitel 10

Die Manipulation in den Medien & dumme TV Sendungen ignorieren

Schaust du dir gelegentlich die Figur einer/s
TV- Haubenköchin oder Haubenkochs an?

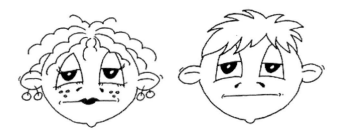

Übergewichtige Köchinnen/Köche können vielleicht
gut kochen, sie wissen aber nicht, was ihnen
selbst und den Menschen gut tut.

Durch die unglaubliche Vielfalt der Angebote haben die meisten Menschen, unabhängig von ihrer Ausbildung, den Überblick über die Bedürfnisse ihres eigenen Körpers verloren.

Der in jedem Menschen latent vorhandene Gedanke, einen persönlichen Mangel zu haben, in welcher Form auch immer, macht uns leichter manipulierbar.

Daher neigen wir dazu, alles Neue kennen zu lernen und auszuprobieren zu wollen. Genau darauf zielt auch die Werbung für scheinbar „gesunde Produkte" ab.

Wenn du Werbung für ein „gesundes" Gemüse-Fertigprodukt siehst, bei dem auch ein Lachs zu sehen ist, bei dem man die dicken, eingelagerten Fettstreifen sieht, kannst du davon ausgehen, dass es sich dabei um einen Fisch handelt, der in einer Zuchtfarm im Schnellverfahren mit Fischfutter gemästet wurde, und dass der Fisch mit Zusatzstoffen und Antibiotika verunreinigt ist.

Nein danke, wirst du dazu sagen, wenn du auch das nächste Kapitel gelesen hast; egal wie verführerisch billig das Angebot ist.

Werbung im 21. Jahrhundert ist NEURO-Marketing. Dabei wird dein gesunder Hausverstand ausgeschaltet, ohne dass du das bewusst registrierst, wenn du es zulässt! Das veranlasst dich, Produkte zu kaufen, die du beim logischen Nachdenken nicht kaufen würdest.

Wer ein Smart Phone besitzt und sich eine Barcode APP installiert, hat die Möglichkeit, den Strichcode abzufragen, wo das jeweilige Produkt herkommt und welche Inhaltsstoffe darin enthalten sind.

Dieser informierte Mensch wird immer seltener Lust auf Hähnchen-Abfälle aus einer Massenschlachterei in England bekommen.
Der größte Teil der Werbung ist darauf ausgerichtet,

Kohlenhydrate und tierische Eiweiße zu verkaufen.

Es ist einfach unglaublich, wie gedankenlos sich viele Menschen Unmengen von Fleisch und Fleischprodukten in ihren Einkaufswagen legen.

Die meisten Schweine haben heute nur noch eine Lebensdauer von 7 Monaten, in denen sie mit Wachstumsbeschleunigern und Antibiotika vollgepumpt werden.

Niemand muss Vegetarier werden, um gesund bleiben zu können; auch Vegetarier essen sich krank, wenn sie nicht darauf achten, welche Atome sie in welcher Menge zu sich nehmen.

Wenn du aber täglich mehr Fleisch isst, als dein Organismus verarbeiten kann (Deutschland: rd. 60 kg pro Jahr, USA: rd. 120 kg pro Jahr), hat das für dich ebenso schmerzhafte Folgen, wie es bei mir der Fall war.

Ebenso verhält es sich bei stark kohlenhydrathaltigen Produkten, die durch die industrielle Fertigung weitgehend denaturiert wurden.

Hinter dieser für dich ungesunden Vorgangsweise der Lebensmittelindustrie steht nur das Gewinnstreben des Unternehmens.

Wenn du z.B. jede Woche mehrmals Fleisch isst, womit du deinem Körper hauptsächlich Stickstoff zuführst, kann das nicht gesund sein, da du ja auch noch viele andere tierische Eiweiße in Form von Joghurt, Käse, Eier oder Milch zu dir nimmst, die ebenfalls deinen Stickstoffanteil erhöhen.

Hier geht es nicht darum, dass du nun kein Fleisch mehr essen sollst. Es geht ausschließlich um den prozentuellen Anteil, bei dem keine zusätzlichen Ablagerungen mehr gebildet und bestehende Ablagerungen abgebaut werden.

Wer sich von diesen Infos nicht inspirieren lässt, muss einfach dort bleiben, wo er gerade steht und das essen, was die Lebensmittelindustrie für ihn gut befindet; ich hatte jedenfalls keine Lust mehr darauf, mich noch länger mit Krankheiten, Schmerzen und Übergewicht herum zu quälen.

Auf Grund meiner eigenen Geschichte bin ich dieser Frage nachgegangen.

In den letzten Jahrzehnten wurde über gesunde Ernährung viel geforscht und die Erkenntnisse in unzähligen Büchern und Ernährungsempfehlungen veröffentlicht. Dank dieser Forschungen wissen wir heute, dass alle ernährungsbedingten Krankheiten ganz leicht vermieden werden könnten.

Wer sich jedoch die Statistiken über die ernährungsbedingten Krankheiten anschaut, sieht, dass die unzähligen Millionen für Aufklärung und Gesundheitsvorsorge zum größten Teil zum Fenster hinaus geworfene Steuergelder waren.

Das alles zeigt, dass es keinen Sinn macht, die Menschen mit immer mehr Detailwissen über Stoffwechselvorgänge zu überhäufen.

Es liegt nicht an der Intelligenz und den Informationen - denn wie man sieht, können auch viele intelligente und prominente Persönlichkeiten in der Politik diese Informationen nicht für sich selbst umsetzen.

Das vorhandene Wissen über gesunde Ernährung muss so vermittelt werden, dass es für den einzelnen Menschen keine Einschränkung seiner persönlichen Freiheit darstellt.

Es geht einfach darum, ein paar Gesetzmäßigkeiten zu beachten, dann reguliert sich dein Körpergewicht vollkommen automatisch.

Wie bereits in den Vorkapiteln angeführt, kennt deine Zelle nur Gesundheit; sie ist auf Leben und Wachstum programmiert und kennt keine Krankheit. Sie wird nur dann krank, wenn sie zu wenige oder zu viele Nährstoffe bekommt; du entscheidest das!

Es liegt daher im wahrsten Sinne des Wortes in deiner Hand, dafür zu sorgen, dass du deinen Zellen beim Essen nur jene „**Dosis**" an Nährstoffen gibst, die sie auch verarbeiten können.

Dabei musst du auf keine deiner Lieblingsspeisen verzichten, es gibt nur einen Grundsatz – iss, was dir schmeckt, aber achte auf die beiden wichtigen Zellbausteine in Kapitel 6 (3% und 16%), die bei einer „**Überdosis**" deinen Zellstoffwechsel blockieren. **Zur Erinnerung:** Wasserstoff und Sauerstoff wird verdrängt, die Zelle erstickt und beginnt zu gären.

Das perverse Denken, dass Krankheiten normal seien, hat mit dazu beigetragen, dass so viele Menschen in dem tödlichen Ernährungs- und Übergewichtsdilemma stecken. Zu hoffen, dass sich etwas ändert, funktioniert nicht, wenn man alles beim Alten lässt.

Vertraue dir selber und du hast den ersten wichtigen Schritt getan, um fit und gesund zu bleiben. Dein Körpergewicht reguliert sich automatisch. Wenn du für dich eine Entscheidung triffst, wird es mit dem hier beschriebenen Weg einfach.

Ich habe nicht geahnt, dass es so einfach ist.

Die meisten Menschen sorgen selbst dafür, dass sie mindestens 10 Jahre früher als notwendig von der Bühne des Lebens abtreten.

Auf der nächsten Seite folgen ein paar Bilder von mir über mein jahrzehntelanges Auf und Ab.

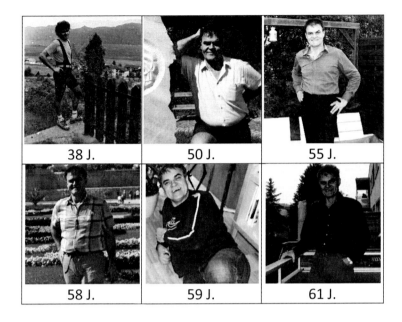

| 38 J. | 50 J. | 55 J. |
| 58 J. | 59 J. | 61 J. |

Und hier sind nur einige wenige Krankheiten angeführt, die entstehen, wenn man vorwiegend das isst, was uns die Werbung empfiehlt - Guten Appetit!

Adipositas (Fettsucht), Allergien, Herzinfarkt, Schlaganfall, Bluthochdruck, chronische Darmerkrankungen, Diabetes, Fettstoffwechselstörungen, Nierensteine, Gallensteinleiden, Gicht, Hautkrankheiten, Hämorrhoiden, Kropf, Rückenbeschwerden, Gelenkschmerzen ...

Sind wir ein Volk der Selbstmörder/innen? ...oder muss es einfach so sein, dass viele Menschen in ihre Pensionsversicherung einzahlen und sich dann frühzeitig vom Leben verabschieden müssen, damit ihre eingezahlten Beträge zur Sicherung der Pensionen für andere zur Verfügung stehen?

Irgendwie will ich beide Varianten nicht so recht glauben! Fragt man jemanden nach seinem größten Wunsch, lautet der doch meist „gesund bleiben".

Sie/er möchte zwar gesund bleiben, sie/er möchte aber auch so essen, dass dabei die Lebenslust und Lebensfreude erhalten bleibt; d.h. keine Verbote, kein Kalorienzählen und essen, was ihr/ihm schmeckt.

Das ist auch für dich möglich!

Ohne medizinische Vorbildung habe ich meine eigenen Recherchen an mir selbst durchgeführt und damit mehr als 25 kg abgenommen; ich halte das neue Körpergewicht spielend leicht.

Wer beim Essen und beim Abnehmen nach dem alt bekannten Muster vorgeht, wird immer wieder „erfolgreich scheitern", so wie es bei mir im Laufe von vielen Jahren immer wieder passiert ist.

Die schlechte Gesundheitssituation so vieler Menschen zeigt, dass die Forschungen der Ernährungswissenschaftler/innen erst dann wirksam werden können, wenn mit der Aufklärungsarbeit an der Basis begonnen wird.

Durch die Fülle an Informationen mit Verboten und empfohlenen Lebensmitteln, die nicht den Geschmack des Einzelnen treffen, werden viele Ernährungsempfehlungen nach kurzer Zeit nicht mehr beachtet.

Es geht hier nicht um eine zweifelhafte neue Methode, sondern nur darum, dass du mit der Nahrung deinen Zellen jene Nährstoffe anbietest, die sie auch problemlos verarbeiten können.

Vielfach herrscht auch das Denken vor, dass nur Fleisch, Fleischprodukte und Kohlenhydrate in der Form von Brot, Nudeln oder Mehlspeisen Kraft geben.

Essen ohne Nebenwirkungen schließt nun diese Wissenslücke. Mit diesem Wissen im Hintergrund fällt es dir dann leicht, die richtigen Schlüsse für deine individuelle Nahrungszusammenstellung zu ziehen.

Wenn du an deiner Situation etwas ändern willst, wird dir mit großer Wahrscheinlichkeit in der Zukunft nur noch das Essen schmecken, das dir Energie gibt und nicht raubt. Das ist leichter, als du nun denken wirst, dazu musst du nichts abwiegen und auch keine Kalorien zählen.

Dieser Erfahrungsbericht zeigt dir, wie du deine Intuition trainieren kannst und mit der „Daumen mal Pi-Methode" zum Erfolg kommen wirst. Möchtest du alle komplizierten Zusammenhänge im Zellstoffwechsel kennen lernen, hast du zwar mehr Wissen, es macht dich aber nicht gesünder, wenn du nicht auf den elementaren Grundsatz achtest.

Es geht um einen neuen Denkansatz, wie du sicher, sanft und motiviert aus dem Ernährungs- und Übergewichtsdilemma herauskommst. Mit dem neu gewonnenen Wissen wird es für dich „sonnenklar" und der Verzichtsgedanke wird keinen Platz mehr haben, wenn du von bestimmten Lebensmitteln in Zukunft weniger isst.

Du wirst einfach keine Lust mehr darauf haben, weil du die Folgen für deine Gesundheit besser nachvollziehen kannst. Es kehrt Zuversicht und Selbstvertrauen bei dir ein und du siehst das als Spiel, das du gewinnen wirst.

Ja, und das ist leider sicher, wenn du nicht „g'scheit isst", bekommst du früher oder später die Rechnung dafür präsentiert, so wie ich sie schon vor ein paar Jahren erhalten habe, trotz Bio-Nahrung.

Es betrifft auch jene, bei denen (fast) keine äußeren Fettpolster zu sehen sind. Jeder Mensch hat ein anderes Speichermanagement in seinem Körper eingebaut und auch Schlanke können ihre inneren Organe bereits weitgehend „zugemüllt" haben.

Die Evolution (oder dein Schöpfer) kennt hier keine Gnade. Über die Zusammensetzung der menschlichen Zelle sollte es für dich keine Diskussion geben.

Bei manchen Menschen ist es der schnelle unerklärliche Tod, bei anderen sind es jahrelange Schmerzen, die nicht in den Griff zu bekommen sind oder aber auch einfach ein Dahinvegetieren, bis sie vom Tod erlöst werden.

Die gute Nachricht aber ist, dass du dir das Leid für dich selbst und deine Angehörigen ganz leicht ersparen kannst, wenn du jetzt umdenkst und in Zukunft so isst, dass damit deine Zellen glücklich sein können. Die Chancen, dass du damit gesund und fit bis ins hohe Alter bleibst, steigen um rd. 99%.

Natürlich kann es auch sein, dass du 90 Jahre alt wirst, obwohl du täglich deine Zellen vergewaltigst. Ob du jedoch in diesem Alter jeden Tag im Rollstuhl durch die Gegend geschoben wirst oder noch alleine aus deinem Bett kommst, entscheidest du heute, egal wie alt du gerade bist.

Wer trotz besserem Wissen in sich hinein schaufelt, was seine Zelle nicht benötigt oder verarbeiten kann, darf sich nicht wundern, wenn es ihm immer schlechter geht. Das ist keine „Angstmache", sondern Realität.

Übergewichtige haben ihr Gewicht immer selbst verursacht, egal welche Ursachen dafür verantwortlich gemacht werden; meines Erachtens sind sie meist nur eine Ausweg-Rechtfertigung, weil ihnen eine einfache und anwendbare Wegbeschreibung fehlte.

Mögen Menschen auch noch so viel studiert haben, wer 10 kg oder mehr mit sich herumschleppt, zeigt damit, dass sie/er nicht weiß und nicht mehr fühlt, was ihr/ihm gut tut, und einfach nur „dumm isst".

Erst in den letzten Jahren wurde mir bewusst, welche

negativen und gravierenden Folgen so dumme Aussagen wie „Du bist halt ein g'standenes Mannsbild" haben. Männer mit 100 kg oder mehr sind keinesfalls „g'standene Mannsbilder"; aus eigener Erfahrung weiß ich, dass die meisten von ihnen bereits „arme Kerle" sind.

An alle Männer mit einer Hopfen-Gerste-Malzkugel oder einem Schweinebraten-Friedhof: Lasst euch nicht mehr länger mit dieser Bezeichnung in Sicherheit wiegen; ihr habt keine Chance fit und gesund zu bleiben!

Diese unqualifizierten Schmeicheleien kommen meist von Frauen, die sich noch nicht wirklich Gedanken über eine gesunde Ernährung gemacht haben. Auch wenn du dich mit 10, 15 oder 20 kg Übergewicht noch gut fühlst, heißt das nicht, dass du gesund bist; der Organismus hat bereits auf ein Notfallprogramm umgeschaltet.

Wenn du zu viele Zellen zum Ersticken bringst, tickt die Zeitbombe bereits unaufhörlich und du musst die Folgen für dein Handeln tragen, die dich mit absoluter Sicherheit erreichen werden.

Vielleicht kann das Buch auch Frauen mit XXL-Kleidergrößen, deren Ursache eine psychische Essstörung ist, ein paar überlegenswerte Infos bieten. Solange du dich mit dem beschäftigst, was dir einmal angetan wurde, solange wird dich dieses Ereignis nicht loslassen. Konzentriere dich auf das JETZT und auf das, was du in der Zukunft willst.

Dich selbst zu lieben bedeutet auch, deinen Zellen nur jene Nährstoffe zu geben, die sie auch verarbeiten können. Damit wäre schon einmal ein kleiner Anfang gemacht. Mit diesen Informationen sind nun auch die Zeiten der billigen Ausreden wie „erblich bedingt" etc. vorbei.
Dir wurden zu 99% keine unnötigen Fettzellen vererbt.

Die Fettablagerungen in deinen Zellen entstehen schon in der Kindheit. Wie viele Fettreserven im Laufe deines Lebens und welche anderen Ablagerungen noch in deinem Körper dazu kommen, entscheidest du selbst.

Wenn ein 30-Jähriger mit Durchblutungsstörungen zu kämpfen hat oder ein 50-Jähriger mit Chemie seinen Blutdruck unter Kontrolle halten muss, dann sind das keine gottgegebenen Erscheinungen; das entsteht hauptsächlich durch „**dummes Essen**".

Wie wichtig sind ernährungswissenschaftliche Erkenntnisse für das tägliche Essen?

Es ist ja gut, sich auch damit zu beschäftigen, wie welche Nährstoffe wirken und wie sie im Zellstoffwechsel zusammen spielen. Aber doch bitte nicht, bevor man über die Basis Bescheid weiß.

Alle bisherigen Ernährungsempfehlungen gehen vom hundertsten ins tausendste Detail und beschäftigen sich nicht mit der Basis. Je mehr du versuchst, alles über Inhaltsstoffe von Produkten und deren Auswirkungen auf deine Ernährung zu erfahren, desto mehr geht dein natürlicher Instinkt für das, was dir gut tut, verloren.

An der Gesundheits- und Übergewichtsmisere wird sich auch solange nichts ändern, solange führende politische Größen Konfektionsgrößen zur Schau tragen, die fassungslos machen. Die meisten sind gebildete Akademiker/innen und haben keine Vorstellung davon, was sie ihren Zellen und ihrem Organismus antun.

Wer isst, was die Zelle nicht verarbeiten kann, sorgt selbst dafür, dass sie krank wird; sie erstickt buchstäblich.

Dieser Vorgang geschieht, ohne dass du sofort etwas bemerkst, und das passiert auch schlanken Menschen. Die Berichte im Internet über ernährungsbedingte Todesfälle sollten als Beweis dafür ausreichend sein.

Wer also munter unkontrolliert „weiterfuttern" will, kann sich seine Lebensqualität im Alter bereits jetzt schon realitätsnah in den diversen Pflegeheimen anschauen, die zu reinen „**Pflege-Batterien**" aufsteigen!

Dieses Buch gibt keine ärztlichen Ratschläge und will dich auch nicht dazu bekehren, bestimmte Produkte zu essen. Wie bereits erwähnt, geht es nicht um Produkte, die du nicht essen darfst oder darum, wie viele Kalorien du täglich zu dir nehmen sollst.

Du darfst alles essen, was dir schmeckt, wenn du

g'scheit isst. Obwohl der Wunsch nach Gesundheit bei fast jedem Menschen ganz oben in der Wunschliste steht, essen sich so viele Menschen mit der altbekannten Hausmannskost buchstäblich ins Grab.

Um hier nur ein Beispiel anzuführen: in Österreich erleiden jedes Jahr rd. 24.000 Menschen einen Herzinfarkt. Der Verschluss der Herzkranzgefäße erfolgt zum überwiegenden Teil durch Ablagerungen in den Adern, die durch falsche Ernährung verursacht worden sind.

Die Bilanz in Deutschland: rd. 354.493 Tote pro Jahr (Quelle: Bundesamt der Deutschen Statistik) durch Herzinfarkt und Herz-Kreislauferkrankungen; 2013 starben daran täglich rd. 970 Menschen, die sich „gesund bleiben" gewünscht haben.

Das sind traurige Tatsachen, wenn die Menschen das essen, was die Werbung verspricht.

Herzinfarkt ist aber nur eine von unzähligen Erkrankungen, die sich unbemerkt über viele Jahre hinweg durch falsche, ungesunde Ernährung entwickelt.

Die guten Ratschläge zum Thema Abnehmen in den verschiedenen Medien mit den zahllosen Diäten haben mich seit meiner Jugendzeit begleitet und mir nur unnötige Ausgaben, Frust und Stress beschert.

Ich gehöre zu jenen Menschen, bei denen die Eltern dafür gesorgt haben, dass ich bereits in der Pubertät 15 kg

Übergewicht hatte.

Mein bisheriges Leben war ein ständiger Kampf mit dem Gewicht, das sich zwischen 118 kg mit 18 Jahren und 86 kg mit 35 Jahren bewegte. Das Abnehmen war stets mit dem Gefühl der Entbehrung und größter Kraftanstrengung verbunden.
Hatte ich wieder einmal 10 oder 15 kg abgenommen, war ich danach müde vom Kämpfen und belohnte mich in der Folge stets mit Genüssen, die in kleinen Schritten das Gewicht wieder nach oben klettern ließen.

Die vorliegenden Informationen beruhen auf eigenen Erfahrungen während der letzten Jahrzehnte, in denen ich mich oftmals vergeblich gequält habe, ein gesundes Körpergewicht zu erreichen und zu halten.

Essen nach einem Ernährungsplan, den jemand anderer erstellt hat, funktioniert nicht.

Die Krankheitsstatistiken zeigen das mehr als deutlich.
Es funktioniert deshalb nicht, da es sich dabei um einen ständigen Eingriff in den natürlichen Lebens- und Ernährungsrhythmus handelt. Die Menschen wollen essen, was ihnen schmeckt.

Essen ohne Nebenwirkungen beschreibt, wie du alles essen kannst, was dir schmeckt und du auch bisher schon gerne gegessen hast.

Es wird nicht auf Details über Biologie und Chemie eingegangen, was nur verwirrt und dafür sorgt, dass die Menschen „gedanklich" aussteigen.

Es geht um deine Zelle, die nach bestimmten Gesetzmäßigkeiten funktioniert. Beachtest du dieses Naturgesetz nicht, nimmst du die Folgen für dich ab jetzt ganz bewusst in Kauf.
Die Folgen für dein Fehlverhalten erreichen dich mit absoluter Sicherheit.

Du hast nicht die geringste Chance, der Evolution (oder der Schöpfung) ins Handwerk zu pfuschen.

Auch wenn du im Moment keine gesundheitlichen Probleme hast, kannst du diesen Weg sofort ausprobieren. Beschwerden, die auf Grund einer falschen Ernährung entstehen, werden meist erst nach Jahren bemerkt und sehr oft erst dann, wenn es bereits zu spät ist.

Die enthaltenen Informationen werden deine Einstellung zum Essen und zu gesunder Ernährung grundlegend verändern. Wenn sie das nicht tun, schreib mir – in diesem Falle fehlt dir vermutlich nur ein kleines Puzzleteil, damit du die Zusammenhänge erkennst.

Damit diese Ernährungsinformationen von möglichst vielen Menschen verstanden und umgesetzt werden können, wurde unnötige Theorie bewusst vermieden, damit dieses Buch eine Wissenslücke schließt und möglichst viele Menschen den größtmöglichen Nutzen ziehen können.

Wenn man sich anschaut, wie ein schwergewichtiger Ex-Politiker ein Jahr nach seinem Infarkt noch weiter an Gewicht zugelegt hat, zeigt das, dass
- ihm keine ärztliche Aufklärung geholfen hat,
- ihm kein/e Ernährungsexperte/in einen wichtigen Tipp gegeben hat oder
- es ihm einfach egal ist, wie die Natur seinen Organismus zusammen gebaut hat.

Wem seine Gesundheit am Herzen liegt, der kann mit diesen Informationen die Auswirkungen seiner Ernährung besser nachvollziehen und sofort mühelos ändern. Es wird dir bewusst, was in deinen Zellen passiert, wenn du Nährstoffe zu dir nimmst, die dein Organismus nicht verarbeiten kann.

Nach diesem Buch werden dir aber einige Lebensmittel, die du bisher bevorzugt gegessen hast, nicht mehr schmecken. Dies deshalb, da dir bewusst wird, dass du ansonsten Selbstmord mit Messer und Gabel begehst.

Mit den vorliegenden Ernährungsinformationen hast du stets die freie Wahl. Du kannst essen, was du essen willst.

Es ist deine Entscheidung, wie schnell du die Ablagerungen aus deinem Körper heraus bekommen willst. Du erreichst aber mit 100%iger Sicherheit dein Ziel.

Essen ohne Nebenwirkungen stellt keinen Anspruch auf wissenschaftliche Vollkommenheit. Diese Informationen geben leicht verständliche und nachvollziehbare Erfahrungen wieder, die jeder Mensch sofort ausprobieren kann, der ohne Medikamente gesund & munter leben möchte.

Du kannst ohne fremde Hilfe, ohne Tabletten und ohne Diäten schon in ein paar Wochen ein völlig neues Lebensgefühl bekommen.

Hast du ein Mengenproblem? Einige Leser/innen von **Essen ohne Nebenwirkungen** haben mich gefragt: Wie viel darf ich von den hochprozentigen Kohlenhydraten essen?

Wenn dir das jemand sagt und du dich daran hältst, machst du dich abhängig; das darf dir niemand sagen!

Mache es einfach so, wie ich es gemacht habe: Iss wie gewohnt weiter und taste dich an deine persönlichen Werte heran.

Verzichte auf nichts, reduziere aber tierische Eiweiße und hochprozentige Kohlenhydrate „step by step" auf deine „Wohlfühldosis".

Probiere es 3-4 Wochen aus und fühle, wie es dir dabei geht. Spürst du einen Mangel? Hast du Lust auf ein „dickes, fettes Eier-Omelette", dann gönne es dir mit einer Salatschüssel oder Gemüsepfanne.

Wichtig ist, dass bei dir niemals das Gefühl von Entbehrungen oder Verboten aufkommt; damit blockierst du auch deine Zellfunktionen.

Frage dich immer wieder: „Wie geht es meinen Zellen damit?

Können sie die Nährstoffe zur Energiegewinnung benötigen oder müssen sie sie irgendwo im Organismus ablagern? Das solltest du vermeiden.

Alles, was deine Zelle nicht verarbeiten kann, ist Ballast in deinem Körper.

Geht dieser Ballast über die „stillen Reserven" hinaus, entwickelt er sich zur körpereigenen Mülldeponie im Inneren.

Bei einigen Menschen ist das an Bauch, Beinen, Po, Hals, etc. sichtbar, bei vielen aber auch an Stellen, die man nicht sieht und die nicht minder gefährlich werden können.

Viele schlanke Menschen, die oft krank sind oder einen plötzlichen Tod sterben, hatten dieses Problem. In ihren inneren Organen hatte sich der Ernährungsmüll abgelagert und die Zellen zum Kollaps getrieben.

Ein paar Kilo Fettspeicher im Körper waren nur zu Urzeiten sinnvoll, um Hungersnöte zu überstehen.

Wann war die letzte Hungersnot? 2 bis 3 kg über dem

Normalgewicht werden dir wahrscheinlich keinen großen Schaden zufügen. Was aber viel schlimmer ist, sind jene Ablagerungen, die du nicht sehen kannst und nicht mit körperlicher Arbeit, Laufen oder Fitnessstudio wegtrainieren kannst.

Sie sind aber mit Sicherheit bereits in deinem Körper vorhanden, wenn du in den letzten Jahren vorwiegend „Hausmannskost" gegessen oder einfach nur auf BIO-Ernährung gesetzt hast, ohne darauf zu schauen, was deine Zellen verarbeiten konnten.

Bist du bereit umzudenken, wird es für dich einfach, mit den Informationen im Buch zu neuer Gesundheit, Fitness und zu einer schlanken Figur zu kommen. Ohne umzudenken funktioniert es nicht; das kann dir kein Mensch abnehmen!

Denke an das unumstößliche Prinzip von Ursache und Wirkung; niemand kann das außer Kraft setzen! ...auch nicht der Papst!

Ich schätze Papst Franziskus. Er setzt sich für die Menschen ein und spricht Themen an, die bisher kein Papst so deutlich angesprochen hat.

Wenn er aber an einen Schöpfer glaubt, der den Menschen so erschaffen hat, wie er nun „zusammengebaut" ist, verstößt auch er, sowie alle anderen kirchlichen Würdenträger in der Gewichtsklasse 100 kg plus, täglich gegen das göttliche Schöpfungsprinzip.

Sie interessieren sich nicht dafür, was ihnen ihr Schöpfer für ein gesundes Leben mitgegeben hat.

In diesem Sinne wünsche ich dir, dass es beim Lesen dieses Buches bei dir ebenfalls KLICK macht und du motiviert bist, diesen Weg sofort auszuprobieren.
Wenn du Kapitel 6 gelesen hast, ist dir bewusst geworden, dass du bereits heute entscheidest, ob du in 10 oder 20 Jahren eine von unzähligen ernährungsbedingten Krankheiten erleidest.

Herzinfarkt, Schlaganfall, Krebs und viele andere Krankheiten entstehen zum überwiegenden Teil durch „**dummes Essen**"!

Kapitel 11

Wann Nahrungsergänzungsprodukte nichts bewirken können

Die Natur bietet dir alles,
was dein Organismus braucht

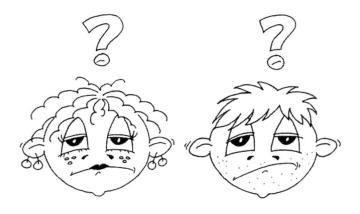

Wie sollen mit Ernährungsmüll verstopfte Zellen
die zusätzlichen Nährstoffe verwerten?

Willst du einen Mangel an diversen Mineralstoffen oder Vitaminen mit Nahrungsergänzungsprodukten ausgleichen?

Vor Jahren habe ich für ein Unternehmen gearbeitet,

das orthomolekulare Medizin verkaufte. Die orthomolekulare Medizin will Krankheiten mit Vitaminen, Mineralstoffen und Spurenelementen heilen.

Ich war versessen darauf, diese Produkte zu konsumieren; gebracht haben sie mir nichts. Ebenso wenig haben sie dem Firmeninhaber selbst etwas gebracht, der gedacht hat, damit seine gesundheitlichen Probleme, verursacht durch 25 kg Übergewicht, beheben zu können; er ist 5 Jahre nach seinem Schlaganfall mit 70 Jahren gestorben.

Das immer stärker werdende Bewusstsein der Menschen, dass viele industriell hergestellte Lebensmittel ernährungsphysiologisch wertlose Nahrung darstellen, lässt sie verstärkt zu Nahrungsergänzungsprodukten greifen.

Sobald die ersten körperlichen Beschwerden auftreten, werden Vitamine in Form von Pulver oder Drinks, die verschiedensten Mineralstoffergänzungen und industriell hergestellte Eiweiße zugeführt.

Es entstand in diesem Bereich ein Milliarden-Markt.
Wer dieses Buch zu Ende gelesen hat, wird wohl zur Überzeugung kommen, dass der Nutzen für die Konsumenten minimal bis gar nicht eintritt.

Zellen, die mit wertlosen Kohlenstoffen blockiert sind, können die Zusatzstoffe nicht mehr verwerten; der Großteil davon wird ungenützt ausgeschieden oder weiter im Organismus abgelagert.

Schade ums Geld, das ist in den meisten Fällen ein sinnloser Versuch. Nahrungsergänzungsprodukte können nichts bewirken, wenn deine Zellen mit Ablagerungen verklebt sind, gerade gegen ihren Erstickungstod kämpfen und kurz vor dem Absterben zur Krebszelle mutieren.

Ob das nun Ölkapseln sind, die Gelenkschmerzen reduzieren, Spargelkapseln, die den Körper entschlacken oder sonstige Enzymkapseln, in denen Papaya, Ananas oder Mango enthalten sind. Die meisten Zellen sind nicht mehr in der Lage, diese Zusatzstoffe zu verarbeiten.

Spar dir jeden Euro dafür, es wird dich nicht wirklich weiter bringen. Wenn du schon einmal das Gefühl hattest, dass dir diese Zusatzstoffe geholfen haben, dann war das überwiegend der bekannte Placebo-Effekt!

Dein Glaube daran, dass ein bestimmtes Mittel hilft, hat deine Atome im Körper in Schwingungen versetzt. Diese positiven „Glaubensschwingungen" führten dazu, dass du dich tatsächlich besser gefühlt hast.

Dazu kommt das Problem, dass du in der Folge ohne Nahrungsergänzungsmittel bzw. diverse Konzentrate nicht mehr auskommst und das Gefühl hast, immer etwas nehmen zu müssen; du wirst abhängig.

Solange deine Zellen nicht in der Lage sind, diese Stoffe optimal zu verarbeiten, helfen dir kein Brain-Food (Gehirnnahrung) und keine anderen natürlichen Nahrungsergänzungen.

Auch die Produkte mit Zusatzstoffen wie Calcium, Magnesium, Vitamine, etc. können dich nicht gesünder machen und haben nur den Sinn, dein schlechtes Gewissen zu beruhigen.

Die Lebensmittelindustrie produziert diese Lebensmittel natürlich auch, um ihr eigenes schlechtes Gewissen zu beruhigen, da ihnen bewusst ist, dass ihre Produkte mit denaturiertem Inhalt, künstlichen Aromen und viel Zucker mit „Lebensmittel" nicht mehr viel zu tun haben.

Du hast die Wahl! Willst du dich weiterhin der Bekämpfung der Symptome zuwenden oder konzentrierst du dich auf die Ursachenbehebung?

Keine Ärztin, kein Arzt, keine Ernährungsberaterin, keine Medikamente, kein Freund, keine Freundin und auch nicht dein/e Lebenspartner/in können das verhindern oder dir hier die Verantwortung abnehmen.

Du kannst dir deinen Wunsch, gesund, fit und energiegeladen zu sein, ganz einfach erfüllen; du musst nicht auf deine geliebten Speisen verzichten.

Wenn es ein paar Dutzend verschiedene Mittel gegen Erkältungskrankheiten gibt, ist das das sicherste Zeichen dafür, dass keines wirkt! (Dr. Hirschhausen, Wunderheiler)

Was du für deine Gesundheit selber machen kannst, ohne Angst haben zu müssen, etwas falsch zu machen, liest du auch auf der Homepage www.dr-schnitzer.de.

Hinweis auf Verlinkungen: Für die Richtigkeit von Inhalten von verlinkten Homepages übernehme ich keine Haftung.

- **Liebe ich meinen Körper?**
- **Liebe ich mich selbst?**
- **Was gibt mir Energie?**
- **Was raubt mir Energie?**
- **Will ich, dass es meinen Zellen gut geht?**

Kapitel 12

Abnehmen mit mehr Sport?
... der Unsinn bei der Übergewichtsbekämpfung

Lass dich nicht länger quälen mit diesem Unsinn!

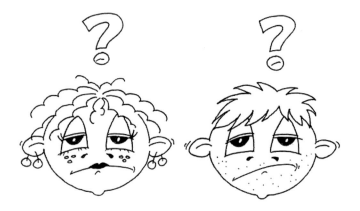

Mit Ernährungsmüll blockierte Zellen werden beim Sport vergewaltigt – sie können keine Leistung mehr bringen!

Seit Jahrzehnten werden von den Gesundheitsbehörden in Österreich, Deutschland, Europa und den USA übergewichtige Menschen mit sinnloser Bewegungsmotivation gequält.

Es werden Events veranstaltet, jedoch wird die Mehrheit der Übergewichtigen, für die dieser Event gedacht ist, schon aus körperlichen Gründen nicht teilnehmen können. Überwindet sich doch jemand und startet ein Bewegungsprogramm, ist schon nach kurzer Zeit, meist wegen Gelenk- oder Muskelbeschwerden, wieder Schluss damit. Wenn du ein übergewichtiger Mensch bist, wirst du diese Erfahrung schon gemacht haben.

Beginne nicht mit Powertraining, um schnell dein Gewicht zu reduzieren. Das ist bei den meisten Übergewichtigen der erste Schritt zum Misserfolg.

Warum das so ist wird klar, wenn wir unseren Hausverstand einsetzen und an Kapitel 6 denken.

Bei 15 oder 20 kg Übergewicht sind rd. 15.000 Milliarden Zellen verklebt und können keine Energie erzeugen. Die Energie, die für ein Powertraining erzeugt werden muss, müssen nun die noch funktionierenden Zellen zusätzlich leisten.

Sie werden permanent überlastet und saugen Nährstoffe aus anderen Zellen ab, die im Moment nicht gefordert werden. Es stellen sich sehr bald Schmerzen jeder Art ein, die das Powertraining stoppen.

Bewegung ist immer gut, keine Frage, und es ist auch richtig, dass du mit Spazierengehen nicht viel erreichen wirst.

Wo wird Fett verbrannt? ... natürlich im Muskel!

Finde jene Muskelpartien in deinem Körper, die du nicht oder fast nie gebrauchst. Mache die verschiedensten Bewegungsübungen und achte dabei auf deine Schwachstellen; wo tut es ein bisschen weh?

Bleibe bei dieser Bewegung und trainiere diese Muskelpartien konzentriert und steigere kontinuierlich den Schwierigkeitsgrad.

Dein Organismus bekommt das Signal „hier brauchen wir mehr Muskelzellen" – damit bist du auf dem richtigen Weg.

Suche kontinuierlich nach neuen Muskelpartien und trainiere sie. Es entstehen neue Muskeln, die deinen Grundumsatz erhöhen und Fettdepots zum Schmelzen bringen.

Dazu musst du nicht unbedingt in ein Fitness-Studio gehen.

Probier einfach einmal beim Fernsehen etwas aus. Halte eine 1 oder 2 kg Armhantel mit ausgetrecktem Arm solange du kannst. Wenn es nach 2 Minuten weh tut, bekommt dein Organismus das Signal, dass er hier Muskeln bilden muss.

Höre nicht auf damit und mache diese Übung immer wieder; nach 2 oder 3 Wochen wirst du mehr Kraft spüren. So kannst du dir viele Übungen ausdenken und ausprobieren, bei denen du sofort spürst, wo sich Muskeln für die Fettverbrennung bilden können.

Mit einem Elektro-Fahrrad durch die Gegend radeln bringt dir keine neuen Muskeln für die Fettverbrennung!

Damit erreichst du lediglich, dass sich deine Muskeln nicht mehr anstrengen müssen. Die Muskulatur verkümmert weiter, bis ihr dann sogar das Fahren mit Elektromotor zu anstrengend wird.

Mit einem e-bike wird ein Symptom bekämpft und die Ursache bleibt erhalten; das kann nicht zum Ziel führen!

Das beste Trainingsgerät, das ich für mich entdeckt habe, ist ein Zimmer-Trampolin mit einem Durchmesser von 1,2 Meter. Damit trainierst du deinen gesamten Körper, von den Zehenspitzen bis zur Nackenmuskulatur, wodurch du eine gute Bauchmuskulatur, einen „Knackarsch" und oben darauf auch noch eine gratis Lymphdrainage bekommst, für die du schon mal € 50,00 bezahlen müsstest.

Dieses Training führe ich auch in meinen Vorträgen vor.

Aber Achtung vor einem Billiggerät um € 80,00; das ist in der Regel nicht geeignet, um langfristig etwas zu erreichen.

Oder probier doch einmal bei deinem nächsten Spaziergang Arm-Manschetten aus. Eine 1 kg oder 2 kg Manschette ist sofort um das Handgelenk gelegt und hält mit einem Klettverschluss. Damit kannst du beim Gehen die Arm- und Schultergelenke trainieren, es entstehen Muskeln, die mit zur Fettverbrennung beitragen.

Ich schnalle mir diese Manschetten auch um die Fußgelenke, und zu Hause bei Übungen während dem Fernsehen.

Regelmäßig eine Liegestüze auf den Ellbogen 3 Minuten halten, baut ebenfalls Muskeln auf.

Sich im Fitness-Studio mit Plastikfolie einwickeln lassen und damit am Stepper eine Stunde zu quälen, führt nicht zu einem dauerhaften Erfolg; es ist einfach nur dumm!

Kapitel 13

Tipps und Wiederholungen – nachdenken, bewusst machen und umdenken!

Bin ich gesund, wenn ich nicht krank bin?

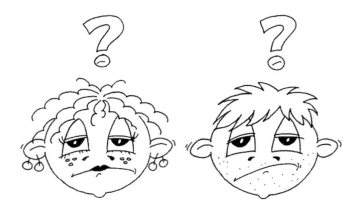

Eine weitere große Mausefalle!
Soll ich das machen, was andere auch machen?

Die Funktion jeder einzelnen Zelle ist von entscheidender Bedeutung für das körperliche Wohlbefinden, für Gesundheit und Fitness bis ins hohe Alter.

Bekommt die Zelle mit der Nahrung ein Übermaß an nicht benötigten Nährstoffen, fällt die Leistung des Kraftwerks ZELLE rapide ab.

Ein längere Zeit nicht benötigter Energieüberschuss im Organismus ist Müll für deinen Körper; er macht müde und krank!

Ein Übermaß an nicht benötigter Zellnahrung ist der Grund für viele Krankheiten, die man sich oft nicht erklären kann, wenn jemand scheinbar gesund und bewusst lebt.

Jeder Mensch hat ein anderes Speichermanagement in seinen Genen einprogrammiert; d. h. jeder Organismus geht mit einem Zuviel an bestimmten Nährstoffen anders um.

Bei einigen Menschen sind es unter anderem die sichtbaren Zeichen an Bauch, Hüfte, Beine oder Po, wo sich die bekannten Speicher ansammeln.

Bei schlanken Menschen dagegen setzt sich ein Übermaß von nicht benötigten Stoffen in den Gelenken und an den inneren Organen wie Herz, Leber, Venen, Arterien oder Blutgefäßen ab. Sie denken, ich bin ja nicht übergewichtig, folglich muss alles in Ordnung sein – das stimmt nicht immer!

Wenn also dein Einkaufswagen im Supermarkt mit Lebensmitteln gefüllt ist, die zum überwiegenden Teil aus hochprozentigen ernährungsphysiologisch wertlosen Kohlenhydraten und tierischem Eiweiß bestehen, wird das Dilemma für die Menschen in unserer Zeit bereits deutlich.

Das passiert bei jedem Menschen, wie z.B. bei einem Spitzensportler ohne sichtbare Fettspeicher, der kurz vor seinem Weltmeisterschafts-Boxkampf eine Nierenkolik bekam (passierte im Dez 2011).

Nierensteine sind bekanntlich Stickstoffablagerungen, die durch den übermäßigen Konsum von zu viel tierischem Eiweiß entstanden sind.

Die Zellen können nur wenige Prozent davon problemlos verarbeiten; alles andere kommt auf die Mülldeponie im Körper, die dann der Chirurg herausholen muss, wenn es zum Kollaps kommt. Das Schlimme daran ist, du merkst über Jahre hinweg nicht, dass sich da etwas Übles zusammen braut.

Jeder Mensch kann mit der Nahrung ausreichend Vitamine und Mineralstoffe aufnehmen, wenn er sich auf jene Früchte konzentriert, die je nach Jahreszeit in seiner Region wachsen und reifen (Kiwis sind inzwischen zu 95% aus dem Speiseplan gestrichen, hin und wieder will ich halt eine essen).

Jede Überdosis ist ungesund und gefährlich; auch bei biologisch erzeugten Lebensmitteln.

Willst du, dass deine Zellen im Lot bleiben und sie genug Wasserstoff und Sauerstoff bekommen, damit sie richtig funktionieren können? Wenn du das willst, wirst du mit großer Wahrscheinlichkeit in der Zukunft keine Medikamente mehr benötigen.

Ich habe nie auf etwas verzichtet, habe nur gegessen, wenn ich Hunger hatte und hatte einfach keine Lust mehr, meinen Zellen unnötige hochprozentige Kohlenstoff- und Stickstoffnahrung zu verabreichen.

Es geht einzig und allein darum, dass du deine überflüssigen, krank machenden Ablagerungen im Körper abbaust; nur dann haben deine Zellen im Körper eine Chance, das zu tun, was sie tun möchten – dich gesund zu erhalten.

Willst du wirklich jedes Jahr eine Entschlackungskur machen?

„**G´scheit essen**" bedeutet so zu essen, dass sich keine Ablagerungen mehr bilden können; dann entfällt die jährliche Entgiftungsqual. Wenn dieses Denken für dich hohe Priorität hat, gewinnst du 100%iges Selbstvertrauen und es wird in Zukunft keine unkontrollierte Gewichtszunahme mehr geben.

Seit mir bewusst geworden ist, welchen Schaden diese Ablagerungen in meinem Körper anrichten, bin ich unendlich dankbar dafür, dass er mich bisher so gut durchs Leben getragen hat.

Dass ich das diesem Wunderwerk nicht noch einmal zumuten werde, ist die logische Folge dieser Einsicht.

Diese Selbstsicherheit kannst du ebenfalls gewinnen. Sie kommt dadurch zustande, dass ich mich nach größeren, gelegentlichen „Ausrutschern" beim Essen nicht mehr wohl fühle.

Kleinere Genüsse genehmige ich mir zu jeder Gelegenheit. Sie sind hinsichtlich einer negativen Auswirkung für die Gesundheit oder das Gewicht bedeutungslos.

Sollte dir jemand mit dem Argument „das ist normal, im Alter legt man immer einige Kilos zu" kommen, dann beziehe am besten sofort eine klare Position; dieser Mensch redet Unsinn!

Dies ist wichtig für dein Unterbewusstsein, damit deine Atome richtig gepolt bleiben.

Ein Mensch, der das sagt, hat keine Ahnung; ganz egal, wie intelligent er in anderen Bereichen auch sein sollte.

Wie in den vorangegangen Kapiteln erwähnt, kommt es darauf an, dass du den Atomen in deinem Körper ganz bewusst positive Schwingungen verleihst. Dies erreichst du auch dadurch, dass du dir deine Ziele ganz bewusst und bildlich vor Augen führst.

Viele Menschen stellen sich selbst täglich das Bein, wenn sie denken: Was die große Mehrheit oder der Nachbar macht oder isst, muss auch für mich gut sein.

Die Chance, dass es so ist, ist ca. 1:100.000.000.000!

Wenn du das denkst, aber einen Widerwillen spürst, das

zu tun, programmierst du deine Atome entsprechend negativ und wirst mit dir selbst nicht ins Reine kommen. Vertraue darauf, dass das richtig ist, wofür du dich entscheidest.

Mit starken Gedanken stimulierst du deine Atome und deine Selbstheilungskräfte werden scheinbar Unmögliches möglich machen, wenn deine Zellen nicht blockiert sind; du brauchst nicht das geringste Hilfsmittel, um zu beginnen!

Wenn du anerkennst, dass dein Körper aus Atomen besteht, die permanent in Bewegung sind, wirst du eines Tages erleben, dass es Energien und Kräfte in deinem Körper gibt, die du jetzt noch nicht für möglich hältst.

Zum Schluss noch etwas zum Nachdenken für deine Nahrungszusammenstellung. Ohne Sonne würde es auf unserem Planeten kein Leben geben. Alles was in der Natur wächst, enthält die lebensnotwendigen Biophotonen – Bausteine eines gesunden Lebens.

Orientiere dich an Lebensmitteln, die in der freien Natur wachsen und nicht industriell bearbeitet wurden; sie haben dieselbe Zellzusammensetzung wie die menschliche Zelle, eben nur in einem anderen prozentuellen Verhältnis.

Als die menschliche Zelle und der Mensch entstanden sind, gab es nur das, was die Natur angeboten hat.
Wenn du deinen Hausverstand fragst, wird dir klar, dass

deine Hauptnahrungsmittel nicht tierische Eiweiße sein können. Mehr als 10% Fleisch in deinem Essen macht dich nicht stark, sondern schwächt deinen Organismus!

Untersuchungen der Gebeine von Gladiatoren haben ergeben, dass sie sich vor ein paar tausend Jahren von Getreide und Obst ernährt haben.

Wenn du dich auf Produkte konzentrierst, die nicht in Spanien oder sonst wo mit Chemikalien besprüht wurden, bist du auf dem richtigen Weg.

Benutze zum „g'scheit Essen" deinen Kopf einmal nicht nur zum Denken, sondern auch als Zielfernrohr; höre auf das, was dir deine Intuition sagt, denn sie ist die Rückmeldung deiner Zelle – mehr ist da gar nicht zu tun.

Mit der Einstellung „Schauen wir mal" wirst du dort bleiben, wo du gerade stehst; wer so denkt, wartet nur darauf, dass etwas dazwischen kommt.

Über die Zusammensetzung der Atome in deinen Zellen gibt es keine Diskussion. Wer hofft, dass die Natur seine Körperzellen anders zusammen gebaut hat, ist einfach nur ein hoffnungsloser Fall.

Entscheide dich heute!

In 3-4 Monaten fühlst du dich um 10 bis 20 Jahre jünger! Es liegt buchstäblich in deiner Hand, wie es dir in Zukunft geht.

Wenn du jetzt motiviert bist, beginne damit, auf deine intelligente innere Stimme zu hören. Lasse dir keinen Speiseplan verordnen; er hat dich in den letzten Jahren nicht weiter gebracht.

Befreie dich Schritt für Schritt von allen Abhängigkeiten und dummen Ratschlägen aus vergangenen Zeiten, als noch niemand eine Ahnung hatte, wie der menschliche Organismus funktioniert.

Mit den Informationen über den Aufbau deiner Zellen sollte dir bewusst geworden sein, dass es dir nie gut gehen kann, wenn von deinen rd. 80.000 Milliarden Zellen rd. 20.000 Milliarden am ersticken sind.

Da auch ich ein paar Jahrzehnte immer gegen dieselbe Wand gelaufen bin,
- sinnlose neue Diäten, Kalorien zählen, neue Kochrezepte, Entgiftungskuren oder
- Nahrungsergänzungsprodukte, die meist sinnlos sind, wenn die Zellen verstopft sind,

will ich mit diesem Buch dazu beitragen, dass es auch dir gelingt, aus der ungesunden Gewohnheitsspirale herauszukommen und deinem Körper Nahrung zu geben, die ihm Energie spendet und nicht Energie raubt.

Was bringt dir eine „Fett-Weg-Spritze" oder „schonende Fettabsaugung"? Ja, eine kurzfristige Verbesserung der Figur! Dein Kohlenstoffüberschuss beim Essen setzt sich nun halt in deinen inneren Organen ab; und nun wird es gefährlich, weil du das nicht sehen kannst.

Es ist nicht schwer – mit **Essen ohne Nebenwirkungen** geht das Abnehmen automatisch und ein Rückfall in „dumme Essgewohnheiten" vergangener Jahre ist völlig ausgeschlossen, wenn du die „JA-Fragen" am Anfang des Buches für dich beantworten kannst.

Wenn du alle Informationen gelesen hast, wirst du auch nie wieder anfällig sein für irgendeine neue sinnlose Diät, und es wird dir bewusst sein, dass du mit jeder noch so gesunden Ernährung völlig falsch liegen kannst.

Hier noch ein paar Gedanken, die sich auf dein allgemeines Wohlbefinden positiv auswirken werden!

Der Milliardenmarkt Kosmetikindustrie verkauft megatonnenweise Cremes, die der Haut Feuchtigkeit spenden sollen! ...können sie das?

Nach allem, was ich über die menschliche Zelle gelernt habe, sind auch die Hautzellen ein in sich geschlossenes System, das mit den Nährstoffen aus der Nahrung, mit Wasserstoff, versorgt wird.

Für mich ist es daher logisch, dass die Haut faltig und runzelig wird, wenn durch die Ablagerungen in den Zellen das Wasser verdrängt wird und die Zellen nicht mehr richtig mit den wichtigen Nährstoffen versorgt werden.

Ich bin überzeugt, dass keine Creme in dieses System

eingreifen kann und die Werbeaussage hinsichtlich der feuchtigkeitsspendenden Aussage von den Gesundheitsbehörden verboten werden sollte.

Wie allgemein bekannt ist, hat jeder Mensch ein individuelles genetisches Profil. Nicht einmal bei eineiigen Zwillingen sind die Abläufe im Organismus gleichgeschaltet.

Es ist daher naheliegend, dass Ernährungsmüll bei jedem Menschen andere Bereiche und Funktionen im Organismus blockiert.

Ein weiteres Beispiel ... Zahnpasta oder wackelige Zähne
Wenn jemand eines Tages beim Zähneputzen blutet, kann das auch bedeuten, dass sich bei ihm der Ernährungsmüll im Zahnfleisch festgesetzt hat.

Eine Zahnpasta gegen Zahnfleischbluten, bekämpft zwar das Symptom, aber nicht die Ursache.

Ein weiteres Beispiel ... Blasenschwäche
Kann bei Blasenschwäche eine neu entwickelte Binde die Lösung sein, wie sie in der Werbung angeboten wird?
Eine ziemlich dumme Schlussfolgerung!

Wenn sich der Ernährungsmüll in der Muskulatur im Beckenbereich abgelagert hat, ist dies ebenso lediglich ein Zudecken der Symptome, und die Ursache für die Blasenschwäche bleibt erhalten.

Jede Werbung für ein medizinisches Problem zielt darauf ab, das Problem schnell und einfach zu beseitigen. Die Anbieter sind nicht daran interessiert, dass du an die Ursache denkst und sie beseitigst.

Wenn du auf den Gesundheitsseiten diverser Zeitungen liest „So fasten auch Sie erfolgreich" oder „Tipps für richtiges Fasten: So hält man leichter durch" und diese Schlagzeilen für dich keine Bedeutung mehr haben, bist du auf den richtigen Weg.

Hast du dich schon von Verboten beim Essen verabschiedet?

Denke öfter daran – du darfst alles essen; es gibt keine Verbote für dich! Du darfst auch einmal ernährungsphysiologisch wertlose Sachen essen, wenn du das willst.

Die Frage für dich sollte sein: „Wie viel davon will ich noch essen?" Denke öfter an die folgenden Fragen; dadurch wirst du dich für Sachen entscheiden, die dir gut tun.

- **Liebe ich meinen Körper?**
- **Liebe ich mich selbst?**
- **Was gibt mir Energie?**
- **Was raubt mir Energie?**
- **Will ich, dass es meinen Zellen gut geht?**

Kapitel 14

Urteile selbst, was für dich „g´scheit" ist
- Bio muss nicht teurer sein

Das machen, was die meisten sagen,
muss nicht für dich richtig sein!

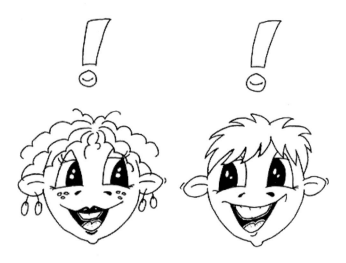

Wo alle einer Meinung sind,
wird am meisten gelogen!

Du kennst nun die beiden wichtigen Atome in deiner Zelle, die für die meisten Krankheiten zuständig sind.

An Sauerstoff und Wasserstoff musst du nicht denken, das holt sich dein Körper selber, wenn alles im Fluss ist. An Mineralstoffe musst du auch nicht denken, wenn dein Essen aus naturbelassenen Produkten besteht; sie sind darin enthalten.

Es geht nun darum, für dich einen Mix zu finden zwischen hochprozentigen Kohlenhydraten und unbedenklichen Kohlenhydraten auf der einen Seite, und den pflanzlichen Eiweißen und den tierischen Eiweißen auf der anderen Seite.

Iss alles, was dir schmeckt, aber achte auf die **„Dosis"** der jeweiligen Elemente.

Wie bereits angeführt, ist die elementare Frage, die du dir nur selber stellen kannst:

„Will ich, dass es meinen Zellen gut geht?"

Wenn du dir das Kapitel 6 in Erinnerung rufst und dir beim Einkaufen die Frage stellst,

„Was gibt mir Energie - was raubt mir Energie?"

wirst du im Laufe der Zeit immer besser erkennen, dass dir am Abend eine Packung Kartoffelchips und 2 Bier Energie rauben werden, wenn du bereits beim Frühstück 2 Honigbrote, Müsli, Orangensaft, zur Jause zwei Wurstbrote mit Cola, zu Mittag Wienerschnitzel mit Pommes und kleinem Salat, am Nachmittag einen mit Zucker bestäubten Topfenstrudel mit Kaffee und Zucker und als Abendessen eine Pizza isst und einen Wein dazu trinkst. Bist du bereits übergewichtig, ist diese „**Dosis**" an Nährstoffen vielleicht für jemanden geeignet, der täglich 8 Stunden Schwerarbeit leistet.

Wenn du dich selbst und deinen Körper liebst, wirst du deine individuelle „**Dosis**" finden, mit der Ablagerungen abgebaut werden und das Abnehmen automatisch geht.

Mir hat das weiter geholfen, darüber nachzudenken, was „**g´scheit**" und was einfach nur „**dumm**" ist.

Ist es g´scheit ...
jedes Monat eines oder mehrere Grillhendl aus der Massentierhaltung zu essen?

10-30 Hühner wurden auf einem Quadratmeter gehalten. Es wurde ihnen das Sättigungsgefühl weggezüchtet, damit sie sich in 30 Tagen schlachtreif gefressen haben. Ihnen wurde am 2. Lebenstag per Laser die Schnabelspitze weggeschnitten, damit sie sich in ihrer Stresssituation nicht gegenseitig verletzen. Sie wurden mit Antibiotika geimpft und haben kein Tageslicht und keine Sonne gesehen

Ist es g´scheit ...
Räucherlachs zu essen, bei dem man an den eingelagerten Fettstreifen schon erkennt, dass er in einer Express-Zuchtfarm zur Schlachtreife herangezüchtet wurde?

Ist es g´scheit ...
Shrimps oder Scampi zu essen, die in künstlich angelegten Teichen ohne fließendes Wasser, in ihrem eigenen Kot herangezüchtet wurden?

Ist es g´scheit ...
mehrmals pro Woche Schweinefleisch zu essen?

Die Tiere werden in einem Stall mit tausenden anderen Tieren auf engstem Raum im Schnellverfahren gemästet. Ihr Futter bestand hauptsächlich aus Mais aus Südamerika, der mit Insektenschutzmittel besprüht wurde. Damit die Tiere nicht krank wurden, wurden ihrem Futter Medikamente beigemischt. Die Stresshormone, die diese Tiere im Laufe ihres kurzen Lebens erzeugt haben, befinden sich nach der Schlachtung natürlich noch immer im Fleisch.

Ist es g´scheit ...
mehrmals pro Woche Wurst und Leberkäs zu essen, welche mit Geschmacks- und Farbstoffen versetzt aus diesem Fleisch erzeugt wurden?

Habe ich früher auch gemacht – heute wird mir übel, wenn ich den Geruch von warmem Schweinefleisch-Leberkäse rieche!

Ist es g´scheit ...
deinem Organismus täglich einen Zuckerschock zu verpassen mit einem Produkt, dem durch die industrialisierte Erzeugung alle natürlichen Vitalstoffe entzogen und

durch Hinzufügen der verschiedensten Stoffe eine schöne weiße Farbe und Rieselfreudigkeit gegeben wurde?

Ist es g´scheit ...
Getreideprodukte (Mehl und Reis) zu essen, dem durch das Schälen alle wichtigen Mineralstoffe und Ballaststoffe genommen wurden? Natürlich nicht, ich esse sie gelegentlich auch, aber nur noch in kleinen Mengen!

Ist es g´scheit ...
täglich Brot zu essen, das aus diesem Mehl hergestellt und mit Backtriebmittel aufgeblasen wurde? Ernährungsphysiologisch wertlose Kohlenhydrate essen bedeutet: „Unseren täglichen Tod gib uns heute"!

Ist es g´scheit ...
Milch von Kühen zu trinken, an deren Euter man schon sehen kann, dass es sich um kein natürliches Nahrungsmittel, sondern um ein zweifelhaftes Mastprodukt handelt? Dasselbe gilt auch für Joghurt und Käse aus dieser Milch.

Ist es g´scheit ...
Toast-Scheibletten-Käse zu essen, in dem nur 20% Käse enthalten ist? (checke den Strichcode - Smartphone)

Ist es g´scheit ...
das zu essen, was dir schwer übergewichtige Haubenköchinnen oder über 100 kg wiegende Haubenköche empfehlen?

Sie können zwar so kochen dass es gut schmeckt, g´scheit oder g´sund ist es aber auf keinen Fall, egal wie hochwertig ihre Zutaten auch sein mögen!

Ist es g´scheit ...
Joghurt zu essen und Getränke zu trinken, denen synthetische Vitamine und Bakterien zugesetzt wurden? Natürlich nicht, denn wie sollen verstopfte Zellen diese Zusatzstoffe zur Energieerzeugung verwerten können?

Ist es g´scheit ...
Süßstoffe zu essen, die in der Tiermast zur Appetitanregung verfüttert werden?

Chemisch erzeugte Süßstoffe sind für den Organismus Fremdkörper. Ich gebe mir nur jenen Zucker, der in natürlicher Form in den Produkten enthalten ist. Es gibt aber auch kalorienfreie, natürliche Zucker-Alternativen mit null Kalorien, wie z.B. Erythritol oder Stevia.

Ist es g´scheit ...
auf biologisch erzeugte Nahrungsmittel zu setzen? Ja, natürlich, aber nur dann, wenn du auf die „**Dosis**" bei tierischem Eiweiß und hochprozentigen Kohlenhydraten achtest!

Auch hochwertigste Olivenöle oder Bio-Butter können ganz schnell zum Bumerang werden, wenn dein Körper diese Energiezufuhr nicht benötigt; oder bist du ein Holzarbeiter, der täglich viele Stunden Schwerarbeit leistet?

Ist es g´scheit ...
laufend Pflaster aufzulegen, die kurzzeitig den „Schmerz weg wärmen"?

Es kann schon sein, dass dadurch eine kurzzeitige Linderung eintritt; aber was kommt danach? Die Ursachen für die Verspannungen bleiben und die Schmerzen kommen immer wieder, solange die Ursache dafür nicht beseitigt wurde.

Es wird eine nie endende Geschichte! Willst du wirklich die nächsten Jahre Geld für Pflaster ausgeben, das du dir mit **„g´scheit essen"** sparen kannst?

Ist es g´scheit ...
„Energie auf Knopfdruck" zu tanken? Müde und energielos ist jemand, bei dem die Zellen nicht mehr richtig funktionieren, weil sie mit Ablagerungen verstopft sind.

Nahrungsergänzungsprodukte können aber nur vom Organismus verarbeitet werden, wenn die Zellen die Nährstoffe zur Energiegewinnung nutzen können.

Es kann für dich gefährlich werden, wenn du dir suggerieren lässt, dass dein Organismus eine Maschine ist, bei der du nur den Knopf drücken musst. Die meisten Nahrungsergänzungsprodukte sind sinnlos und verlassen deinen Körper wieder unverrichteter Dinge.

Ist es g´scheit ...
mit Übergewicht ein Powertraining oder ein Laufprogramm zu beginnen, um abzunehmen?

Frage deinen Hausverstand - wenn du z.B. 80.000 Milliarden Zellen hast und davon 20.000 Milliarden mit Fett und Eiweißablagerungen verstopft sind, was geschieht dann?

Deine noch funktionierenden Zellen müssen auch die Arbeit der nicht mehr funktionierenden Zellen übernehmen – sie werden ständig überlastet.

Schau dir das Kapitel 6 noch einmal an, wenn du etwas nicht nachvollziehen kannst.

Ist es g´scheit ...
zu denken, dass uns Medikamente heilen können, wenn wir ernährungsbedingte Krankheiten haben?
Medikamente können nur die Symptome unterdrücken, aber niemals die Ursache für die Krankheit entfernen.

Ist es g´scheit ...
regelmäßig zur Massage oder Physiotherapie zu gehen?
Ich habe meine Rücken- und Schulterschmerzen auf meine sitzende Tätigkeit zurückgeführt und bin regelmäßig zur Physiotherapie gegangen.
Erfolg: minimal
Schaden für die Geldtasche: maximal

Was soll das bringen, wenn von innen her immer wieder der Nachschub von Ablagerungen durch „**dummes Essen**" hinzu kommt? Derartige Behandlungen sind meines Erachtens nur für Spitzensportler sinnvoll, die kein Ernährungsproblem haben.

Ist es g´scheit ...
zu denken, dass uns eine Ärztin, ein Arzt helfen kann, wenn wir durch **„dummes Essen"** krank geworden sind? Eine Antwort erübrigt sich hier! (sich im Internet über ernährungsbedingte Krankheiten informieren wird dein Leben zum Positiven verändern)

Ist es g´scheit ...
dunkelrote Oliven zu essen, die tagelang in einer unappetitlichen Lauge lagen, damit sie die grüne Farbe verlieren? Also, ich habe dazu keine Lust mehr!

Ist es g´scheit ...
zu denken, dass deine Zellen eine andere prozentuelle Zusammensetzung haben als bei anderen Menschen? Die Chance, dass das sein könnte, ist ca. 1:1 Milliarde!

Ist es g´scheit ...
zu denken, „rund, na und?" oder „mollig ist schön"
Natürlich ist das dumm; es geht hier nicht um Schönheit, sondern um ein Naturgesetz.

Ist es g´scheit ...
zu denken, dass es eine Gesundheitsversicherung gibt?

Dieser Marketing-Gag hat dich in der Vergangenheit dazu veranlasst, bei gesundheitlichen Problemen, die durch **„dummes Essen"** verursacht worden sind, zur Ärztin oder zum Arzt zu gehen, ein paar Medikamente einzunehmen und zu denken, dass alles wieder in Ordnung ist. In den meisten Fällen ist aber nichts in Ordnung.

Es wurden nur Symptome zum Verschwinden gebracht, die an anderer Stelle mit anderen Beschwerden wieder zum Vorschein kommen werden.

Ist es g´scheit ...
ein Breitbandantibiotikum einzunehmen, wenn das gesundheitliche Problem nicht durch eine unvermeidliche Infektion ausgelöst wurde, sondern eine ernährungsbedingte Ursache hat?

Bedingt durch die verschiedenen genetischen Abläufe im Organismus kann ein gesundheitliches Problem Millionen verschiedene Ursachen haben. Kann ein Problem nicht einwandfrei lokalisiert werden, wird meist ein Breitbandantibiotikum verschrieben.

Wie der Name schon aussagt, werden dabei die verschiedensten Keime abgetötet; natürlich auch die guten und lebensnotwendigen Keime, für die der Eingriff in das natürliche System im Organismus ein Schock ist.

Es gibt einen einfachen Ausweg, diesen Gift-Cocktail für deine rd. 7,5 kg Keime in deinem Organismus zu vermeiden; „iss g´scheit"
Denke daran, dass Übergewicht immer ein Zeichen von mangelnder Bildung und starker Fremdbestimmung ist.

Ganz egal, welchen akademischen Titel jemand trägt, ob das nun Politiker, kirchliche Würdenträger, selbst ernannte Heiler/innen oder beruflich erfolgreiche Menschen sind, beim Essen sind sie ungebildet!

Wer sich nicht bewegt, spürt seine Ketten nicht - du kannst dich nur befreien, wenn du erkennst, dass du selbst die Ketten schmiedest, die dich fesseln.

Eine nützliche Hilfe zur Selbsthilfe, die sich niemand entgehen lassen sollte, ist das Internet.

Frag´ Google!
Gib´ in das Suchfenster der Suchmaschine gescheite Fragen ein, wie z.B.
- Was erzeugt im Organismus Energie?
- Was machen Mitochondrien?
- Welcher Zucker schadet nicht?

Gibst du jedoch dumme Fragen ein, wie z.B.
„Wie geht schnell abnehmen?" wirst du nur jede Menge Werbung erhalten, die dir Frust und eine neue Niederlage bringt.

Sich selbst zu lieben ist meines Erachtens die Grundvoraussetzung für ein gesundes und glückliches Leben.

Damit schaffst du die Basis dafür, dass jede einzelne Zelle deines Körpers LIEBE erfährt und du es schaffst, Liebe zu geben, die dann mit absoluter Sicherheit zu dir zurückkommt.

Die Liebe zu billiger, minderwertiger Schokolade und industriell hergestellten stark zuckerhaltigen Produkten machen deine Zellen unglücklich. Diese „Phantom-Liebe" hat noch niemanden wirklich glücklich gemacht.

…und was dir „g´scheit essen" noch bringt!

Bist du ein männlicher Single mit Gewichtsproblemen, dann denke einmal darüber nach, welches genetische Profil die Natur den Frauen mitgegeben hat:

Kann dieser Mann mich und meine Kinder beschützen und wenn es sein muss, auch versorgen, habe ich mit ihm ein interessantes Leben, wie wird der Sex mit ihm sein?
Dieses Denken läuft automatisch und unbewusst ab und hat nichts mit oberflächlicher Betrachtung zu tun; an das solltest du denken, wenn du ein Single mit Übergewicht bist.

Bist du ein weiblicher Single mit Gewichtsproblemen, dann denke einmal darüber nach, welches genetische Profil die Natur den Männern mitgegeben hat:

Ist diese Frau gesund, kann sie mir gesunde Kinder auf die Welt bringen, ist sie fit und kann ich mit ihr gemeinsam Sport betreiben, werde ich mit ihr beim Sex Spaß haben?

Fragst du einen Mann, ob ihm dein Übergewicht was ausmacht und sagt er, dass das für ihn nicht wichtig ist, sei dir sicher, er lügt, weil er dich nicht verletzen will.

Es ist unbestritten und klar, dass bei einer Partnerwahl auch die „inneren Werte" entscheiden. Wenn aber das Aussehen und die Ausstrahlung nicht stimmig sind, kommst du gar nicht dazu, die inneren Werte eines anderen Menschen kennen zu lernen; sie/er zieht an dir vorüber!

Bist du eine Frau oder ein Mann in einer Partnerschaft oder Ehe, in der Routine eingekehrt ist, erinnere dich, wie es damals war, als ihr euch kennen gelernt habt.

Wenn dir dein Hochzeitskleid oder dein Hochzeitsanzug wieder passt, wird eure Beziehung einen neuen Höhenflug erleben und eure Erotik wird besser denn je, so wie ich es mit meiner Frau erlebe, die ohne auf ihre Genüsse zu verzichten ebenfalls 13 kg abgenommen hat.

Wenn du nach dem Lesen dieses Buches einige deiner bisherigen Lieblingsspeisen nicht mehr isst und dies für dich kein Verzicht bedeutet, dann bist du auf dem richtigen Weg. Wenn das nicht eintritt, lies das Buch noch einmal oder sende ein Email mit offenen Fragen an info@iss-gscheit.at
Die folgenden Fragen, die nur du für dich beantworten kannst, führen dich zu deinem gewünschten Ziel!
- **Liebe ich meinen Körper?**
- **Liebe ich mich selbst?**
- **Was gibt mir Energie?**
- **Was raubt mir Energie?**
- **Will ich, dass es meinen Zellen gut geht?**
- **Was hat die Natur dem Menschen als Nahrung angeboten, als die menschliche Zelle entstanden ist?**

Erinnere dich an deine Zellmembran in Kapitel 6 auf Seite 105 – dir kann es niemals wirklich gut gehen, wenn es deinen Zellen nicht gut geht; sie sind der „Motor deines Lebens"!

Egal, welche Diagnose die Schulmedizin stellt oder welche Therapie sie dir verordnet; es werden meist nur Symptome bekämpft und die Ursache - Ernährungsmüll in den Zellen - bleibt erhalten.

Bio - zu teuer! - WIE & WO Bio einkaufen?

Wer nun denkt: „Ich würde ja gerne biologisch erzeugte Produkte einkaufen, ich kann mir das bei meinem Gehalt nicht leisten" hat nur zum Teil recht.

Es ist richtig, dass die aus dem Boden schießenden Bio-Supermärkte versuchen, die Menschen mit überteuerten Produkten kräftig zu Kasse zu bitten.

Ich lasse mir das nicht bieten und schlendere ohne Hektik durch die Wochenendmärkte und sehe mir kleinere Verkaufsstände an, die von Bäuerinnen oder Bauern betrieben werden und keine große Auswahl haben.

Gefällt mir ein „Karottenangebot", bin mir aber nicht sicher ob es für mich passt, kaufe ich lediglich 1 Karotte, wische sie ein bisschen ab und beiße dann hinein. Schmeckt diese Karotte auch wirklich nach „Karotte" dann kaufe ich ein oder zwei Kilos.

Ebenso mache ich es auch bei Tomaten, Gurken oder

anderen Produkten. Diesen Test musst du nur einmal machen; wenn du den Verkaufsstand kennst und der/m Anbieter/in vertraust, kannst du ja dann regelmäßig, ohne jedes Mal zu kontrollieren, einkaufen.

Ein Marktstand, der im Winter Tomaten oder Erdbeeren anbietet, kommt für mich nicht in Frage; dein Organismus benötigt im Winter keine Tomaten oder Erdbeeren aus Spanien, die nach „Nichts" schmecken.

Wenn du im Supermarkt ein Karottenangebot nimmst, von einem Unternehmen, das z.B. den phantasievollen Namen „M....Land" trägt und dir die Detailinfos nicht genau ansiehst, kann es dir passieren, dass du Karotten aus Israel bekommst, die schimmelig riechen und schmecken; ist mir passiert!

Die Nahrungsmittel auf den Bauernmärkten sind nicht wesentlich teurer als im Supermarkt, sind aber Energiespender und nicht energielose Lebensmittel.

Weißt du nicht mehr, wie Erdbeeren, Gurken oder Tomaten schmecken müssen, pflanze dir auf deinem Balkon eine BIO-Tomatenpflanze, eine Gurkenpflanze und/oder eine Erdbeerstaude an; du lernst den einzigartigen Geschmack sonnengereifter Produkte kennen, die vollbepackt sind mit den lebensnotwenigen Biophotonen.

Aber auch beim Eier-, Mehl- oder Fleischeinkauf kannst du das mit einem Ausflug am Samstag aufs Land verbinden und wirklich qualitativ hochwertige Nahrungsmittel einkaufen, die nicht wesentlich teurer sind als im Supermarkt.

Große Handelsketten und Diskonter bieten vorwiegend minderwertige Produkte aus der Massenproduktion an; das versuchen sie mit sogenannten Bio-Eigenmarken zu kaschieren, die keiner Überprüfung standhalten würden.

Findest du einige gewünschte Produkte nicht, kannst du noch immer im BIO-Supermarkt ein paar Produkte dazu kaufen. Aber auch hier lauert eine Falle für deine Geldtasche und deine Gesundheit.

Wenn du dich bei Foodwatch - www.foodwatch.org - umsiehst oder im Internet nach „zertifizierte Bio Siegel" oder nach „Etikettenschwindel bei Bio Siegel" suchst, wirst du feststellen, dass von 100 Bio Auszeichnungen nur 2 oder 3 den Anforderungen der EG-Öko-Verordnung entsprechen.

Viele BIO-Bezeichnungen sind ausschließlich phantasievolle Marketingstrategien der Unternehmen, mit dem Ziel, die Umsätze zu steigern.

Wer im BIO-Supermarkt nach Eiern aus Freilandhaltung greift, sollte wissen, dass laut Öko-Verordnung ein Ei als aus Freilandhaltung stammend bezeichnet werden darf, wenn sich nicht mehr als 9 Hühner pro qm im Stall und nicht mehr als 4 Hühner pro qm in der Auslauffläche befinden; 4.000 Hühner auf 1.000 qm Freifläche bedeutet, dass schon nach kurzer Zeit die Hühner in ihrem eigenen Kot herum kratzen.

Da kaufe ich dann doch lieber die Eier bei der kleinen Bäuerin am Marktstand, die nur halb so teuer sind.

Seriöse und wissenswerte Infos zu „Lebensmitteln" findest du auch, wenn du einmal die Webseite von Demeter besuchst - www.demeter.at (ein gewissenhafter Bio-Pionier).

Grundsätzlich sollte es jedoch dein langfristiges Ziel sein, nicht auf ein „Siegel" – die Intelligenz anderer – zu vertrauen, sondern ausschließlich darauf was du
- **siehst,**
- **riechst und**
- **Schmeckst**

(ohne Verfremdung durch Farbstoffe oder Geschmacksstoffe).

„G´scheit essen" ist keine Diät und keine besondere Methode, es verlangt von dir nur, deinen Hausverstand einzuschalten und so zu essen, dass es deinen Zellen gut geht!

Abschließend wünsche ich dir, dass du zuversichtlich in dein neues Leben startest und in Zukunft unqualifizierte Ratschläge zum Thema Essen bei dir keine Chance mehr haben.

Noch etwas - denke daran!

Wenn du denkst, dass du das nicht schaffst! Du bist auf diesem Planeten, weil du eine Siegerin oder ein Sieger bist.

Du hast dich bei der Befruchtung gegen Hunderttausend andere Samenfädchen durchgesetzt und du kannst alles, was andere auch können; **du musst nur lernen, wie das geht.**

Sei du die Veränderung, die du dir wünschst!
Es ist völlig sinnlos, über die großen Lebensmittelkonzerne oder die Pharmakonzerne zu schimpfen, die durch geschickte Lizenzverschachtelungen ihre Gewinne in Steueroasen verschieben, wenn du bei ihnen kaufst.

In diesem Sinne – es ist deine Entscheidung.

Der Autor
René Adamo

Weitere Infos findest du auch unter www.iss-gscheit.at

***Copyright:** Das Werk, einschließlich seiner Teile, ist urheberrechtlich geschützt. Jede Verwertung ist ohne Zustimmung des Autors unzulässig. Dies gilt insbesondere für die elektronische oder sonstige Vervielfältigung, Übersetzung, Verbreitung und öffentliche Zugänglichmachung.*